青少年体质健康丛书 | 丛书主编　林文弢

青少年生长发育与体育锻炼

林文弢　黄治官 / 主编

科学出版社
北　京

内 容 简 介

目前，青少年体质健康水平呈持续下降的态势，一些慢性病呈现年轻化趋势，我国城市青少年各类健康危险行为发生率则呈现上升趋势。本书在遵循青少年生长发育的生理规律和心理特征的基础上，针对不同生长发育期青少年的体质健康发展特点和发展需求，从科普的层面全面指导青少年进行科学的体育锻炼，并将相关的最新学术研究成果转化和应用到实践中来，让青少年、中小学生家长及关注青少年成长的社会各个层面的读者对青少年生长发育与体育锻炼的关系有清晰明了的理解，同时使从家庭－学校－社会角度全方位指导青少年生长发育过程中的科学体育锻炼有良好的可操作性。这对保障青少年健康有着重要的作用，也对推动建设幸福中国及社会经济发展有着深远的意义。

本书适合青少年、家长及关心下一代成长的教育工作者阅读。

图书在版编目（CIP）数据

青少年生长发育与体育锻炼／林文弢，黄治官主编．—北京：科学出版社，2020.2

（青少年体质健康丛书／林文弢主编）

ISBN 978-7-03-063837-3

Ⅰ．①青… Ⅱ．①林…②黄… Ⅲ．①青少年－生长发育－研究 ②青少年－体育锻炼－研究 Ⅳ．①R179 ②G806

中国版本图书馆 CIP 数据核字（2019）第289065号

责任编辑：崔文燕 / 责任校对：何艳萍
责任印制：师艳茹 / 封面设计：润一文化

编辑部电话：010-64033934
E-mail：edu_psy@mail. sciencep.com

科学出版社 出版
北京东黄城根北街 16 号
邮政编码：100717
http://www.sciencep.com

北京九州迅驰传媒文化有限公司印刷
科学出版社发行 各地新华书店经销

*

2020年2月第 一 版 开本：720×1000 1/16
2024年9月第二次印刷 印张：9 1/4
字数：140 000

定价：49.80元

（如有印装质量问题，我社负责调换）

丛书编委会

本书编委会

主　编　林文弢　黄治官

副主编　谭冬平

编　委　任　绮　张林挺

丛书序

少年强则国强。青少年的健康事关国家和民族的未来，事关亿万家庭的福祉。良好的身体状况是每个人健康成长和幸福生活的根基。

近几年我国青少年体质的测试和分析显示：青少年体质健康状况总体不容乐观，居高不下的近视率令人担忧，近视群体低龄化发展的趋势仍很严重；各年龄段学生肥胖率不断上升；速度、力量素质提高趋于停滞；耐力素质在低谷徘徊，柔韧素质成绩不太理想；血压调节机能不良比较普遍。2016年5月14日，《中国儿童青少年营养与健康报告》蓝皮书发行。该报告显示：1985—2014年，我国学生肥胖检出率呈现快速增长趋势，其中城市男生肥胖检出率从1985年的0.2%增长到2014年的11.1%。肥胖导致高血压的患病风险加大，2014年体重正常学生和肥胖学生的血压偏高检出率分别为4.96%和17.86%，相差2.6倍。

影响青少年体质健康的因素比较复杂，但最根本的因素是体力活动的明显减少。生活环境和饮食方式的改变、网络的普及、青少年的考试和升学的巨大压力、中小学体育教师数量和体育场地器材的不足等，都阻碍了青少年获得持久的、足够的运动，使其未能养成经常性体育锻炼的行为习惯，导致并加速了青少年身体机能的退化，青少年体质健康水平也随之下降。

开展体育活动是增进学生身心健康的根本途径，是提升青少年体质的最有效的手段与方法，也是全面建成小康社会的必然要求。党和国家领导人一贯重视和关切青少年体质健康教育工作。1917 年 4 月 1 日，毛泽东同志以笔名“二十八画生”在《新青年》第三卷第二号正式发表的第一篇学术论文《体育之研究》中，就为青少年体质健康教育工作指明了方向——欲图体育之效，非动其主观，促其对体育之自觉不可。[①] 他在中华人民共和国成立之初提出了沿用至今的“健康第一”的教育方针。

2015 年 5 月 31 日，新华网以《让祖国的花朵在阳光下绽放——以习近平同志为总书记的党中央关心少年儿童和少先队工作纪实》为标题报道了中国共产党历来高度重视少年儿童工作。在革命、建设、改革各个历史时期，党中央就我国少年儿童事业发展作出一系列重大部署。国家领导人也极为关注青少年的体质健康问题，对青少年体质健康教育工作做过很多重要批示。

党的十八大以来，以习近平同志为核心的党中央将青少年体质健康提升到更为显著的位置，习近平总书记个人也在各种公开场合表达了自己对足球运动的热爱，很好地推动和促进了

① 体育之研究. http://news.ifeng.com/history/special/wusiyundong/tansuodeniandai/200904/0429_6260_1130757.shtml.(2009-04-29)[2018-09-21].

“校园足球”工作的广泛开展，为青少年践行和实现“中国梦”奠定了坚实的体质基础。2018 年 8 月 29 日，习近平强调，“孩子们成长得更好，是我们最大的心愿”，“党和政府要始终关心各族少年儿童，努力为他们学习成长创造更好的条件”。他还强调，“全社会都要了解少年儿童、尊重少年儿童、关心少年儿童、服务少年儿童，为少年儿童提供良好社会环境”①。他还指出，“身体是人生一切奋斗的本钱，少年儿童要注意加强体育锻炼，家庭、学校、社会都要为少年儿童增强体魄创造条件，让他们像小树那样健康成长，长大后成为建设祖国的栋梁之才”②。

为了使党和国家领导人的重要指示和精神落到实处，中央政府相关职能部门积极行动起来，通过立法和制定政策等形式，将青少年体质健康教育工作列入国家顶层政策设计的序列。2006 年 12 月 23 日，在国务委员陈至立同志的安排和领导下，教育部、国家体育总局在北京联合召开了中华人民共和国成立以来的第一次“全国学校体育工作会议”，会议的主题是“切实加强学校体育工作 促进广大青少年全面健康成长”。2007 年，胡锦涛总书记深刻地指出，“增强青少年体质、促进青少年健康成长，是关系国家和民族未来的大事，需要各级党委和政府的高度重视、全社会的关心支持”③，并希望教育部、国家体育总局制定具体可行的对策和方案。2007 年 5 月 7 日，《中

① 让祖国的花朵在阳光下绽放. http://www.chinanews.com/gn/2015/06-01/7312409_2.shtml.（2015-06-01）[2019-01-12].

② “大朋友”习近平这样鼓励“小朋友”：美好的生活属于你们 . http://cpc.people.com.cn/xuexi/nl/2018/0531/c385474-30024629.html?from=singlemessage.（2018-05-31）[2019-01-12].

③ 转引自：牢固树立“健康第一”教育理念 努力开创学校体育工作新局面——周济在全国亿万学生阳光体育运动推进会上的讲话. http://old.moe.gov.cn//publicfiles/business/htmlfiles/moe/moe_176/200910/53305.html.（2009-05-14）[2019-01-12].

共中央 国务院关于加强青少年体育增强青少年体质的意见》下发，该文件作为中华人民共和国成立以来有关青少年体质健康教育政策的较高规格文件之一，成为这一时期及未来一段时间的重要纲领性文件。2011年，教育部印发《切实保证中小学生每天一小时校园体育活动的规定》，该规定要求各地建立保证中小学生每天一小时校园体育活动问责制度。2012年10月，国务院办公厅转发教育部等部门《关于进一步加强学校体育工作若干意见的通知》，该通知要求，明确加强青少年体质健康教育的总体思路和主要目标，落实学校体育的重点任务，加强对学校体育的组织领导，建立健全青少年体质健康监测评价机制。2013年11月，党的十八届三中全会审议通过了《中共中央关于全面深化改革若干重大问题的决定》，该决定明确指出，各级政府要强化体育课和课外锻炼，促进青少年身心健康、体魄强健，这是党中央对学生体质和青少年体质健康教育工作的重大决策。2016年4月，国务院办公厅发布《关于强化学校体育促进学生身心健康全面发展的意见》，该意见对青少年体质健康教育工作提出更为全面而长远的要求，指出学校体育要以"天天锻炼、健康成长、终身受益"为目标。2016年10月，中共中央、国务院下发了《"健康中国2030"规划纲要》，该纲要明确指出，以学校体育为突破口，建立学校健康教育推进机制。2018年1月，国家体育总局、教育部等七部门联合印发《青少年体育活动促进计划》，为落实全民健身国家战略，广泛开展青少年体育活动，培养青少年体育锻炼习惯，吸引更广泛的青少年参与体育活动，促进青少年身心健康和体魄强健。

我国青少年体质健康问题已经困扰我国学校教育和社会的

发展。虽然近几年来我国采取了一系列改善青少年体质健康的措施与方法，使我国青少年体质健康连年滑坡问题有所遏制，但仍然未能找到从根本上解决这一问题的有效方法和途径。究其原因，主要是我们目前还缺少对青少年体质健康影响因素的科学认识，尚不能从身体、心理、行为习惯等因素系统、全面地解决青少年体质健康存在的问题。显然，构建改善青少年体质健康的理论体系已经成为从根本上扭转我国青少年体质下降态势的重要课题。

“青少年体质健康丛书”针对青少年身体发育、素质发展、行为习惯、运动习惯与体质健康之间的关系开展科普性宣传、教育和指导，围绕提高青少年体质的问题从不同方面展开宣教科普，并进行可操作的实践指导，具有针对性、科普性、大众性、科学性等特点。丛书汇集青少年体质健康的最新研究动向和科研成果，从解剖结构、生长发育、专项素质（力量和速度）培训、专项素质（灵敏和柔韧素质）、心肺功能、身体素质的测试与评价、良好体态养成与不良体态矫正、如何进行体育锻炼减肥、运动处方、体育锻炼的营养补充、体育锻炼损伤的预防、眼健康与体育锻炼等 12 个方面进行归纳总结，共有 12 个单册。丛书采用通俗易懂的形式，将最新的学术研究成果转化和应用到实践中，让青少年及其家长和社会上关注青少年成长的读者对影响青少年体质健康的各个因素有清晰的理解，同时从“家庭 - 学校 - 社会”全方位地指导青少年在身体、心理、行为习惯等方面科学地开展体育锻炼，这对青少年健康有着重要的作用，这对幸福中国及社会经济发展有着深远的意义。

丛书的主编由广州体育学院林文弢教授担任；每册书的主编均由教授、副教授和博士担任；主编和参编人员均为教学和科研第一线的教师。他们教学和科研经验丰富，多次主持和参与国家级、省部级有关青少年体质与健康的研究课题，多次获得国家和省部级科研和教学成果奖，具有较强的图书编撰能力。

青少年是国家的未来，国家的财富。青少年的体质健康是国家强大的根本保证。祝愿我国青少年在党和国家的关心和培育下，健康成长。

林文弢

2019年1月

前言

青少年期是人体在儿童期之后和成人期之前的生长和发育阶段，包括童年期和青春期，它属于生命周期中的一个重要转变期，其特点是生长和变化空间很大，仅次于婴儿期。青春期的生物学决定因素十分广泛，然而，这一阶段的持续时间和定义特性可能因时间、文化和社会经济情况而异。这一阶段的年龄跨度在过去一个世纪发生了许多改变，即青春期开始时间提前、结婚年龄推后，同时性态度和行为也发生了改变。青少年介于儿童和成人两个阶段的人群之间，通常被认为是最健康的人群，其患病率和死亡率在各年龄群体中相对较低，以致有时青少年的健康问题未能引起充分重视。事实上，相关的调查研究数据与资料显示，青少年体质健康呈持续下降的态势，不少慢性病的患病群体出现年轻化趋势，我国城市青少年人群各类健康危险行为发生率呈现上升趋势。伴随疾病谱变化，伤害（包括非故意伤害、故意伤害）已取代躯体疾病，成为发达国家和一些“社会转型期”国家（包括我国）青少年的首位死因，而这些伤害与不健康的行为习惯、生活方式的关系也越来越密切。在西欧国家、美国、日本等发达国家，大约3/4的青少年死亡与健康危险行为有关。特别是在现代化、网络化、城镇化等社会环境下，青少年能否建立健康的体育行为和生活方式，通过科学的体育锻炼增强自身维护健康的能力，是青少年乃至全社会正面临的严峻的健康挑战。因此，在遵循青少年生长发育的生理规律和心理特征的基础上，针对不同生长发育期青少年的体质健康发展特点和发展需求，从科普的角度全面指导青少年进行科学的体育锻炼，并将相关的最新学术研究成果转化和应用到实践中来，让青少年及其家长以及关注青少年成长的社会各个层面的读者对青少年生长发育与体育锻炼的关系有清晰明了的理解，同时使从“家庭–学校–社会”角度全方位地指导青少年生长发育过程的科学体育锻炼有良好的可操作性。这对保障青少年健康有着重要的作用，也对建设幸福中国及社会经济发展有着深远的意义。

本书以青少年生长发育特征为主线，剖析青少年生长发育的生物学及相关社会学影响因素，重点阐述青少年在生长发育过程中培养体育锻炼习惯的重要作用及注意事项，从生理卫生和体育锻炼相结合的角度为不同生长发育期，特别是青春期的青少年提供有针对性的科学体育运动或训练指导。

目录

第一章
绪　论

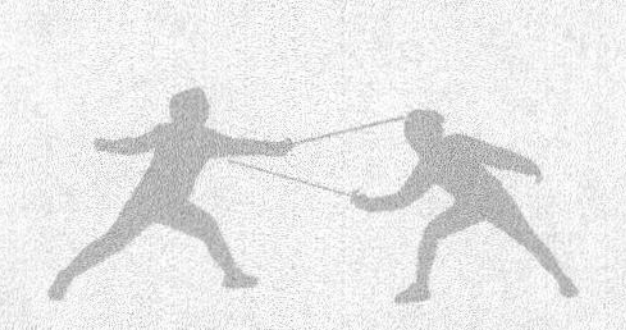

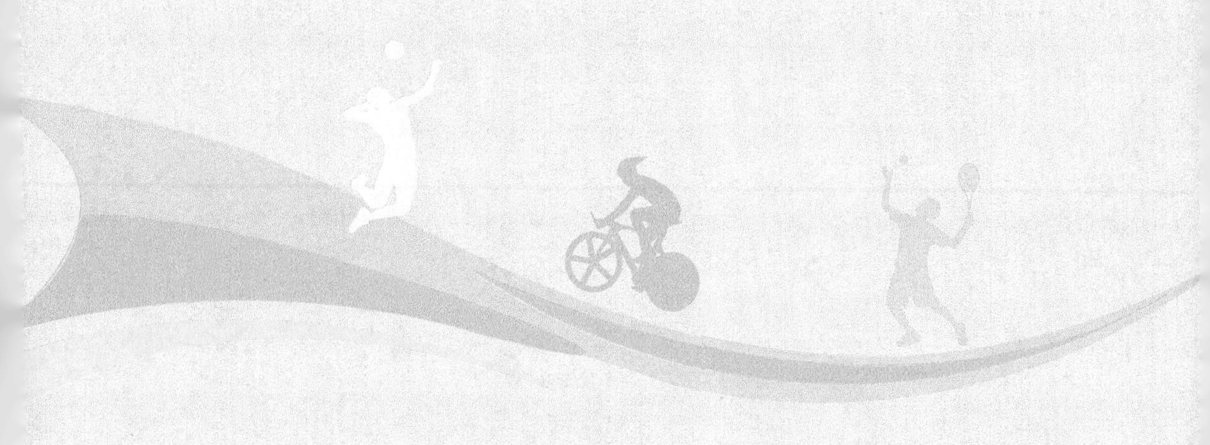

第一节　生长发育的概念、规律与影响因素

人从孩童到成人经过了复杂的生长发育、量变质变过程。人的生长发育过程具有连续、渐进的特点。这一过程伴随着人体量和质的变化，形成了不同的发育阶段。根据人的生长发育各阶段的特点，可将人的生长发育过程划分为婴儿期、幼儿前期、幼儿期、青少年期（童年期、青春期）、成人期、老年期。人体在生长发育的过程中，要经历两个高峰和两次交叉，并且遵循阶段性连续发育、不均衡性、按特定的模式发育和个体差异性等规律。青春期发育和内分泌系统关系密切，发育过程包括性生理发育和性心理发育。影响人体生长发育的原因很多，如遗传、营养、激素、锻炼、休息、疾病等，这些都会对人体生长发育产生影响。本书中的青少年是指 6～18 岁的人群，通常为中小学生。

一、生长发育的概念和一般规律

（一）生长发育的概念

生长发育是指从受精卵开始到机体发育成熟的整个过程。

生长是指机体细胞繁殖、增大和细胞间质不断增加的过程，是同化作用比异化作用占优势的结果。

发育是指组织器官和各系统在功能、技巧方面质的变化和在智力、心理方面的改变。生长为量的变化，表现为组织、器官，以及整个身体长度、重量、容积的增加。发育为质的变化，表现为组织、器官、系统的形态和功能的逐渐完善。

（二）生长发育的一般规律

生长发育的一般规律是指大多数青少年在成长过程中所表现出的一般现象。人体生长发育由于遗传、环境、营养、体育锻炼、疾病等因素而存在个体差异，但还是有规律可循的。从总的趋势来看，其具有以下共同规律。

1. 生长发育是由量变到质变的过程

人体的生长发育，是从孕育生命的一个卵细胞开始，由量变到质变的复杂过程。在此过程中不仅身高、体重增加，而且全身各个器官也逐渐分化，机能逐渐成熟。量变与质变虽各有一定的缓急阶段，但两者经常交替进行。例如在由婴儿期到青春期过程中，消化系统的长度和胃的容积显著增加，其结构和功能也逐渐完善。各种消化酶的含量增加，胃酸分泌增多，浓度升高，消化系统从只能容纳少量流质食物逐渐达到能消化复杂的固体食物。又如大脑在逐渐增大、重量逐渐增加，其皮层记忆、思维、分析等功能也在发展，并且大脑在体积和重量达到一定程度以后，它的功能还在不断发展和完善。

2. 生长发育的连续性和阶段性

0～18 岁，人体的生长发育既有连续性又有阶段性。每一个阶段都有区别于其他阶段的特点。尽管由于多种因素的作用，不可能所有人都按一个速度生长发育，但总的趋势是一致的。一般年龄越小，体格增长越快，出生后的 6 个月内生长最快，尤其是前 3 个月；0～1 岁为出生后的第一个生长高峰；1 岁后生长逐渐减慢，到青春期又猛然加快。一般把 18 岁前的生长发育过程划分为以下几个年龄段：

婴儿期：从出生到 1 岁。

幼儿前期：1～2 岁（即幼儿园前期）。

幼儿期：3～5 岁（或称幼儿园期）。

童年期：6～12 岁。

青春期：13～18 岁。

以上各年龄期按序衔接，前一年龄期的发育为后一年龄期的发育奠定必要的基础。任何一个阶段的发育出现障碍，都会对后一个阶段的发育产生不良影响。

人体在各阶段的发育程序是有规律的。儿童生长发育遵循由上而下，由近而远，由粗糙到精细，由简单到复杂，由低级到高级的规律。如出生后运动发育的规律是：先会抬头，后会抬胸，再会坐、立、行（自上到下）；从臂到手，从腿到脚的活动（由近到远）；手拿物品先用全掌握持，以后发展到能以手指端摘取（从粗到细）；先会画直线，进而能画圆、画人（由简单到复杂）；先学会观看和感觉事物，认识事物，再发展到记忆、思维、分析、判断（由低级到高级）。从妊娠到出生，头颅生长最快，出生时婴儿的头围已达到成人头围的 65% 左右。在婴儿期，躯干生长最快，为这一时期增长总长度的 60%。

在童年期和青春期，身体各部分的形态发育具有“向心性”的特点。四肢先于躯干，下肢先于上肢，自下而上，自四肢远端向躯干发育。身体各部分发育的次序是：足—小腿—大腿—手—前臂—上臂。从生物力学的理论分析，其发育顺序也是符合向心性的。人体活动及总负荷的大小次序是足—小腿—大腿—手—臂—躯干—头。按照形态和功能统一的法则，负荷量和强度最大的是下肢，其次是上肢和躯干，向心律恰好适应上述功能的需要。在整个生长发育过程中，人体各部分的比例，从胎儿时一个大的头颅（约占身高的1/2）、较长的躯干和短小的下肢，发育成到成人时的较小的头颅（约占身高的1/8）、较短的躯干和较长的下肢。从出生到成人的发育过程中，头颅增长1倍，躯干增长2倍，上肢增长3倍，下肢增长4倍。进入青春期后，首先是上下肢生长，躯干增长晚于四肢，然后才是宽度和围度的增加。生长发育具有典型“向心性”原则。

3. 生长发育速度的不均衡性

人体的生长发育的速度不是呈直线上升的，而是呈波浪式的，有时快些，有时慢些。从胎儿到成人，人体先后出现两次生长高峰期：第一次从胎儿4个月至出生后1年；第二次发生在青春发育初期，女生比男生早1～2年出现。

胎儿时期身高、体重的增长在一生中是最快的。出生后头两年的身体增长速度仍比后几年快。第一年，身高增长20～25厘米，增长值为出生时身长（约50厘米）的50%；体重增加6～7千克，为出生时体重（约3千克）的两倍。无论身长、体重，第一年都是出生后增长最快的一年。第二年，身高增加10厘米左右，体重增加2.5～3.5千克，速度也是较快的。2岁以后，增长速度急剧下降，身高每年平均增加4～5厘米，体重每年增加1.5～2千克，保持相对平稳、较慢的增长速度，直到10岁左右。进入青春期后又出现第二次生长发育高峰（男生为11～13岁、女生为9～11岁），在这一时期人体身高和体重的年增长率可达8%～12%。以后增长速度再次减慢，直到发育成熟，身高便停止增长。

在生长发育的两次高峰期，身体各部分发育的比例不同。第一次高峰期先长头颅，后长四肢，特别是下肢后期增长较快。第二次高峰期头颅增长不明显，但下肢发育迅速。由此可见，在生长发育的过程中，身体各部分发育的比例是不同的。

4. 身体各系统的发育规律

生长发育是生物体的基本特征之一，它并非无限连续的现象。在每一个年龄阶段，身体的某些部分快速发育，而另一些部分的发育则较缓慢。不同的部分各自沿着一定的规律成长着，但是均既有旺盛期也有衰减期。因此，构成生物体的各部位或组织系统，在不同的时期并非以同样的比率生长发育，一直到成熟都是如此。一般而言，在未成年时期旺盛，长大后逐步减缓或停止。从发育过程看，生长发育可分为以下四型：

（1）一般型（Ⅰ型）

身高、体重、胸围、呼吸器官、循环器官、肌肉与血液等均沿此型进行生长发育，呈“S”形进行。在出生后急速发展，然后停滞一段时间，到了青春期时再显著增加。

（2）神经系型（Ⅱ型）

表现为大脑、脊髓、视觉器官与头部等的生长发育，在出生后急速发展，到4～5岁已发展达到成人的80%，以后逐步完成。

（3）性器官型（Ⅲ型）

以卵巢、子宫及体外生殖器等生长发育为代表，其与神经系统相反，青春期以前，其发育相当缓慢，青春期开始后快速发育。

（4）淋巴系型（Ⅳ型）

以胸腺、淋巴结与间质性淋巴组织等为代表，在出生后的10年中发育特别迅速，12岁左右达到顶峰，以后逐渐下降，20岁左右达到正常成人的水平。

5. 生长发育的两次交叉规律

生长发育的两次交叉规律是指在青少年生长发育过程中，男女生因发育时间不同而出现的身体形态指标的两次交叉现象。

由于女生生长发育突增年龄早于男生两年，10岁前男女生身高差异较小，男生稍高于女生。10岁以后，女生身高、体重的平均数均高于男生，形成发育曲线上的第一次交叉。男生生长发育在12岁左右突增开始，1～2年后男生进入生长发育高峰。而女生则进入生长发育缓慢阶段，故14岁以后，男生的身高、体重又超过女生，形成发育曲线上的第二次交叉。此后男女生的差距继续增大，到十八九岁，男生各项形态发育指标（如身高、体重、胸围、肩宽等）的平均值明显大于女生。由于身体各部分出现了一系列变化，男女生进入青春期后具有不同的体态特点：男生较高，肩部较宽大，肌肉发达结实；女生较矮，臀部较宽，体态丰满。这种差异随着年龄的增长而日益显著，最后形成各自不同的体态特征。

6. 生长发育包括生理和心理两个方面

青少年的身体发育和心理发展是统一的，二者密不可分，相辅相成。各系统的发育尤其是神经系统的发育，为青少年的心理发展奠定了生理基础，而心理的正常发展也能保证和促进青少年身体的正常发育。某些生理上的缺陷可能影响青少年的心理发展，例如斜视的学生如果得不到及时治疗，可能会因同学们的讥笑而产生自卑感。青少年的情绪与其状态有一定关系，一般情绪正常的学生常常是挺胸抬头，坐、立、行的姿势正确，精神振奋，动作敏捷，积极参加学校的各项活动，并能很好地完成任务；相反，长期情绪低落的学生，外表往往也是病态的，如弯腰、驼背、行动迟缓、精神萎靡不振、注意力不集中等。近年来国外研究发现，家庭不完整的子女和非婚生子女若遭受虐待和歧视，会影响其正常的生长发育，严重的可致身材矮小、骨龄落后和性发育迟缓，成为社会心理性侏儒。这可能是不良心理环境对中枢神经系统长期恶性刺激所致。

7. 生长发育有长期加速的趋势

生长发育长期加速趋势是指青少年的身高与过去数十年相比有明显增长，女生月经初潮已逐渐提前。这种情况称为生长发育上的加速，而这种发育上的加速是世界性的。19 世纪以来，欧美学者从对一二百年来有关生长发育资料的对比中发现，工业发达国家的青少年一代比一代高，最突出的是女生月经初潮年龄也明显提前，生活条件优越者就更为明显。我国近 20 年来，由于社会稳定和经济高速发展，青少年的生长发育速度也较之前明显加快。据 1979—2000 年 16 省（自治区、直辖市）的资料，7～17 岁青少年身高每 10 年的平均增长值，城市男女生分别为 2.95 厘米和 2.28 厘米；农村男女生分别为 3.56 厘米和 2.88 厘米。女生月经初潮年龄也明显提前，汉族城市女生月经初潮平均年龄 1991 年为 13.01 岁，2000 年为 12.73 岁。除身高、月经初潮年龄外，头围、胸围、臀围、手长、足长等形态指标的增长速度也相应加快。生长发育加速趋势是整个人类机体在组织结构上的一种深刻变化。引起加速的因素很多，如营养好、丰富多彩的文化娱乐生活、体育运动的开展、各种传染病的控制，以及群体卫生知识的普及等。尽管如此，但是这种加速趋势不可能永远继续下去，必然会有一个极限。

8. 生长发育的个体差异性规律

每个青少年的生长发育都有着自己的特点，无论身体的形态还是机体的功能都存在着个体差异。即使在同性别、同年龄的群体中，每个青少年的发育水平、发育速度、体形特点、达到成熟的时间等也不尽相同。没有两个青少年的发育水平和发育过程完全一样，即使在一对同卵双生子之间也存在微小的差别。

由于青少年生长发育的内外部条件是不一样的，因此个体差异的形成也是必然的。但我们也应注意到青少年的生长发育所经历的过程是比较稳定的，不在极特殊的环境条件下，青少年个体在群体中上下波动的幅度是有限的。青少年生长发育的差异一般应符合生物学上的正态分布。若个体生长发育水平青少年中远落后于同龄同性别群体水平，则应详细检查和分析寻找可能存在的原因，必要时就医。

二、生长发育的影响因素

人体在生长发育的过程中受到多种因素的影响。这些因素对人体生长发育的影响或大或小，共同作用于人体，影响到整个人体的成长过程。这些因素有先天的，也有后天的。

（一）先天因素

1. 遗传

遗传指性状由亲代向子代传递的现象。遗传和先天环境对生长发育的影响是肯定的。细胞染色体所载的基因是决定遗传的物质基础。父母双方的遗传因素决定子女的生长发育的“轨迹”或特征、潜力、趋向。种族、家族的遗传信息影响深远，如皮肤和头发的颜色、面型特征、性成熟的迟早、对营养的需求量、对传染病的易感性等。产前的各种致畸因素、染色体畸形、遗传代谢缺陷病、内分泌障碍等多与遗传有关，并可导致孩子生长发育障碍。

孩子的身高、体重、躯干与四肢的比例受种族和遗传影响。遗传对孩子生长发育潜力的影响很大，如父母是高个子，其子女通常个子也高；父母个子矮的，子女个子通常也矮。在良好的环境下成长，青少年的身高 75% 取决于遗传因素，只有 25% 取决于后天生活条件。另据对单卵双胎的研究，成年后，单卵双胎的两个人身高的差别较小，而体重的差别相对较大。遗传决定儿童生长发育的潜力，而这种潜力的充分发挥有赖于各种后天因素。此外，父母的性格特征也可以遗传给孩子。

2. 孕妇状况

孕妇在怀孕期间，营养、情绪、疾病、物理、化学等诸方面的因素均影响胎儿的发育，这些因素还会间接影响出生后小儿的生长发育。如怀孕期间营养不良，可使胎儿瘦小，出生时体重轻；孕妇患风疹可能使胎儿患先天性心脏病，出生后生长发育迟缓；孕妇服用一些毒性大的药物也会影响孩子的发育；X 射线照射、环境毒物污染和精神创伤等均会使胎儿发育受到影响，还会严重影响出生后小儿的发育。妊娠期孕妇的营养情况也与胎儿的发育有关。孕妇营养不良将造成胎儿在子宫内发育迟缓；营养过剩会导致巨大儿，造成分娩困难。围生期产伤、缺氧、窒息、颅内出血等均可影响小儿的智力发育。

（二）后天因素

1. 营养因素

营养是青少年生长发育的物质基础。身体各组织器官的生长发育、机体各种机能的调节、促进性成熟的各种激素的原料的获取，均需补充营养物质；只有摄入充足的营养才能保证青少年的正常发育，并最大限度地发挥遗传功能的潜能。小儿出生后长期营养不良不仅影响体重及身高的增长速度，而且对智力的发育也会产生不良影响。

通常认为营养丰富且平衡的膳食能促进生长发育；反之，营养缺乏的膳食不仅会影响发育，还会导致疾病。长期营养不良会影响骨骼的增长，致使身材矮小。青少年的营养特点是各种营养素的需要量均高于成人，生长发育高峰期各种营养素的需求量更大。个体差异较大，年龄越小，营养缺乏病的发病率越高。

身体各组织器官的发育有早有晚，不同时期需要的营养也不同。在不同的阶段，营养不良对各器官产生的影响有所不同。例如，神经系统最早发育，大脑细胞在胎儿3个月到出生后6个月增长最快，此时如果营养缺乏，就会造成脑细胞数目减少，导致终生智力低下而无法挽回；骨骼、肌肉和生殖系统在青春期发育最快，此时如给予孩子充足的营养则可使其生长迅速，并最大限度地发挥遗传决定的生长发育潜力；学习和智力活动的效率高低取决于大脑细胞能否获得稳定的血糖供应产生的能量；充足的营养和合理的膳食结构是小儿生长发育的物质基础，是保证小儿健康生长的重要因素。长期营养不良可造成小儿发育迟缓、停止，甚至退化，对身高、智力和运动发育都有很大影响。

大脑发育良好是智力发展的前提。要使大脑获得良好的发育，就必须重视小儿营养，尤其是早期营养。年龄越小，营养越重要，特别是由婴儿到幼儿这个时期，小儿对环境、饮食等外界条件的适应能力差，而此期又正是断奶更换主食的时期，所以在断奶前应逐渐增加辅食，让孩子逐渐习惯和适应多种辅食，以防断奶后出现营养不良，影响其生长发育。父母应给予高度重视。

2. 激素的作用

激素是一类化学物质，人体内含量很少。激素对维持人体正常的生命活动，特别是青春期的发育，起着非常重要的调节作用。内分泌细胞聚在一起，组成了各种内分泌腺，如垂体腺、甲状腺、甲状旁腺、肾上腺、胰岛、性腺（如女性卵巢的卵泡细胞和黄体）等。这些内分泌细胞分泌的激素会直接进入血液循环，奔赴它们作用的靶细胞，参与机体代谢，发挥其生理功能。

人的整个生命活动，无不受到各种激素的调节和影响，而青少年的生长发育直接受到雌激素、生长激素、甲状腺素等的影响，是在下丘脑－垂体－性腺系统分泌的各种激素的统一调控下完成的。如果青少年在生长发育过程中甲状腺素分泌不足，就会导致呆小症，生长素分泌不足就会导致侏儒症。

3. 体育锻炼和睡眠

正常的体力劳动和体育锻炼，是促进青少年生长发育、增强青少年体质、培养青少年毅力的重要手段。锻炼可使机体新陈代谢加快，刺激生长激素的分泌，促进生长；还可增加食欲，使消化吸收功能增强，使机体获得更多的营养，有利于生长发育；还能增强心肺功能，增加骨密度，使青少年的身体素质明显提高。为增强青少年体质，促进其生长发育，应保证他们每天一小时左右的运动，尤其是户外活动。体育锻炼是促进他们健康成长的重要手段，将使青少年的成长终身受益。

有规律、有节奏的睡眠是青少年正常生长发育的保证。生长激素在人体睡眠时比清醒时分泌得多，如清醒时，生长激素在血浆中的浓度为 1～5 纳克 / 毫升；而睡眠时则为 10～20 纳克 / 毫升，甚至达 40～50 纳克 / 毫升。所以青少年应有充足的睡眠，以保证其体内的生长激素水平，从而健康地成长。而且睡眠还有利于合成作用的进行，为生长提供物质基础。足够的睡眠时间，使青少年有充沛的精力，有助于提高学习效率。年龄愈小，需要的睡眠时间愈长。一般情况下，小学生每天的睡眠应不少于10小时，初中生应睡足9小时，高中生应睡足8～9

小时。

4. 疾病

青少年生长发育可受各种疾病的直接影响，影响程度决定于病变涉及的部位、病程的长短和疾病的严重程度。疾病对小儿的影响特别大，急性感染性疾病常使小儿的体重减轻，而一些慢性病则既影响小儿的体重又影响其生长发育，如甲状腺功能低下可引起基础代谢低下，可缓慢造成小儿身高发育迟缓、智力障碍，引起呆小症；小脑发育不全可使生长激素分泌不足而引起侏儒症；脑垂体的生长激素腺瘤可使生长激素分泌增多而导致肢端肥大或巨人症；出生后的急性疾病可致体重明显减轻，慢性消耗性疾病对体重、身高均有影响；脑部外伤及神经系统感染性疾病后有时留有程度不等的智力迟缓。积极防治小儿常见病、传染病和寄生虫病，对保证青少年发育正常是十分重要的。

5. 精神情绪因素

青少年的精神情绪对其生长发育也起着至关重要的作用。长时期的抑郁、恐惧、紧张均可影响青少年的身心发育；良好愉快的心情则有助于青少年的身心发展。此外，精神因素还影响着青少年的食欲以及胃肠道的消化吸收能力。因此，为青少年创造一个良好的环境，使他们保持良好的精神情绪、良好的心理状态，有利于其身心的健康成长。

6. 家庭环境教育和其他因素

青少年生长发育是一个非常复杂的过程，除上述因素外，家庭、环境和教育等因素都对青少年的生长发育有一定影响。如家庭人口，国内外一些调查表明，在同样的收入条件下，家庭人口的多少，尤其是子女的多少，对青少年发育有一定的影响。在多子女的家庭中，青少年的体格发育可能相对较差。季节对生长发育也有一定的影响，一般地说，春季身高增长较快，秋季体重增长较快，这些都是多种因素综合影响的结果。充分利用日光、新鲜空气、水进行体育锻炼，以及合理的生活制度安排均可促进身心发育。有一个良好的居室环境和卫生条件能促进青少年的生长发育；反之，则会影响青少年的生长发育。如室内阴暗会影响青少年的视力；环境嘈杂会影响青少年的听力；气温过低时，青少年则容易生病等。要避免大气、水和土壤中有害物质的污染，环境噪声、铅污染、被动吸烟和家长的不良言行等，这些因素均对青少年身心发育有不利影响。例如铅污染不仅影响青少年的智力，还使青少年体格发育迟缓。青少年被动吸烟对生长发育的不良影响已被国内外学者的研究所证实。

此外，早期亲子互动对婴幼儿的心理发育有积极的促进作用。婴儿出生后第 1 小时的母婴接触，对婴儿之后性格、积极情绪的形成有密切的关系。家长是孩子的第一任老师，在日常生活中应起到表率作用。母爱以及母亲关注儿童语言和非语言信号并给予相应回应，应激状态下小儿从父母处获得安全感，都有助于儿童注意力、语言、社交和健康心理的发育；家庭成员之间的互动方式，在儿童生长发育中也起到重要作用。良好的居住环境、良好的生活习惯、科学护理、良好教养、体育锻炼、完善的医疗保健服务等，都是促进儿童生长发育达到最佳状态的重要因素。在对独生子女的教育过程中要防止其形成娇、骄二气，并注意培养其生活自理能力。另外，适当的教育还能提高轻度智力迟缓发育者的智力水平。

第二节 青少年生长发育特点

人体各个阶段的生长发育特点各有不同，而不同阶段的体育锻炼的影响和体育锻炼内容也会各有不同。以下是童年期和青春期的生长发育特点。

一、童年期青少年的生长发育特点

童年期通常是指个体从六七岁到十一二岁的时期，又称学龄初期，相当于小学阶段。童年期青少年的身体仍在继续发育、生长，各种器官和组织发生着重大变化。随着入学以后主导活动的根本变化，青少年在心理方面也发生了质的改变。

（一）童年期青少年的生理特点

童年期青少年在幼儿期生长发育的基础上，身体继续生长发育，身体各项功能也在不断分化和增强。其生长发育特点主要表现为以下几个方面。

1. 身高、体重发育特点

童年期青少年体格发育在幼儿期平稳发育的基础上，出现快速增长。童年期青少年的生长发育有其自身的特点。以身高、体重的生长为例，在 6～9 岁，体格发育基本上是平稳的，身高平均每年增长 4～5 厘米，体重平均年增长 2～3.5 千克。10 岁以后，体格发育进入快速增长阶段。在 10～12 岁，男生身高一般每年可增长 7～9 厘米，个别可增长 10～12 厘米；女生身高一般每年可增长 5～7 厘米，个别可增长 9～10 厘米；男女生体重每年可增长 4～5 千克，有的可增加 8～10 千克。女生身高生长突增开始于 10 岁左右，比男生早约 2 年，女生身高由以前略低于男生到赶上并超过男生；12 岁左右，男生青春期身高生长突增开始，而此时女生生长速度已开始减慢。

2. 体型的特点

童年期青少年的身体形态和体型也与成人不同。儿童受身体发育两次突增期的影响，表现出的体型特点是头大、躯干长、四肢短，重心不稳，皮下脂肪分布在四肢较多，躯干皮下脂肪较少。

（二）童年期青少年生理机能发育特点

1. 新陈代谢特点

新陈代谢包括同化作用和异化作用两个方面。人体从外界摄取营养物质，转化为自己身体一部分，并且贮存了能量，这个过程叫同化作用。与此同时，构成身体的一部分物质不断氧化分解，释放出能量，并将分解的产物排出体外，这个过程叫异化作用。儿童的新陈代谢旺盛。童年期青少年正处在长身体的时候，同化作用大于异化作用，所以，他们需要从外界摄取更多的营养物质，以保证正常生长的需要。

2. 运动系统的特点

童年期青少年骨骼的化学成分与成年人不同：水分和有机物质多，无机盐（磷酸钙、碳酸钙）少，软骨成分较多。骨的这些结构特点使骨的弹性较好而坚固性较差，因此，童年期青少年的骨不易完全折断，但易发生弯曲和变形。

童年期青少年关节面软骨较厚，关节囊、韧带的伸展性大，关节周围的肌肉细长，关节活动范围大于成人，但关节的牢固性差，在外力作用下容易脱位。

童年期青少年肌肉中水分多，蛋白质、脂肪、无机盐少，肌肉细嫩，收缩机能较弱，耐力差，易疲劳。青少年身体各部分肌肉的发育不平衡：躯干肌先于四肢，屈肌先于伸肌，上肢肌先于下肢肌，大块肌肉先于小块肌肉。在生长加速期，身高增长加速时，肌肉主要向纵向发展，肌肉力量和耐力较差。在生长加速期结束时，肌肉横向发展较快，肌纤维增粗，肌肉力量增加。

因此，在劳动或锻炼时，不应该让童年期青少年承担与成人相同的负荷，静力性活动或运动的时间也不宜过长，以免造成肌肉或骨骼的损伤和变形。

3. 心血管系统的特点

童年期青少年心血管系统正处在发育之中，心肌纤维短而细，弹力纤维较少，心脏瓣膜发育不完善，心脏的体积比成人的小，重量较成人的轻。因此，儿童心率较成年人快，以后随着年龄的增加而逐渐减慢，20 岁左右趋于稳定。

由于童年期青少年的神经调节机能尚不十分完善，神经活动过程的兴奋性较高，因而童年期青少年在体力活动和情绪紧张时常出现心跳显著加快和节律不齐的现象。青少年的每搏输出量和每分输出量的绝对值比成年人小，但其相对值（以每千克体重计算）比成人大，年龄越小相对值越大。这就保证了其在发育过程中因身体代谢旺盛所需的氧供应。这个特点说明了青少年的心脏能适应短时期紧张的体育活动。但由于心脏发育不完善，在与成年人进行同样负荷运动时，青少年的心率比成人快，这说明青少年在运动时主要靠增加心率来增加心输出量。

童年期青少年的血压较成人低，年龄越小则血压越低。其原因是血管的发育先于心脏，年龄越小，血管发育超过心脏发育的程度越大，因此血管内的阻力越小。青春期以后，心脏发育迅速超过血管的发育，血压随之升高，以收缩压较为显著。有的甚至出现暂时性血压偏高现象，其原因可能与青少年血液循环系统和神经系统体液调节不稳定有关。对此应慎重鉴别，不能一概定为病理性的高血压。

4. 呼吸系统的特点

童年期青少年呼吸器官组织娇嫩，呼吸道黏膜容易受到损伤。肺组织中弹力纤维较少，间质较多，血管丰富。肺的含血量较多，而含气量较少。随着年龄的增长，弹力纤维增多，肺容量也增大。童年期青少年的肺活量较小，呼吸频率较快，随着年龄增长，其呼吸频率逐渐减慢，肺活量逐渐增加。

由于童年期青少年的呼吸肌发育较弱，胸廓较小，肺活量较小，因而童年期青少年在体育活动中主要靠加速呼吸频率来增大肺通气量。童年期青少年的神经调节机能尚不十分完善，当进行运动时，呼吸与运动动作不能很好配合。年龄越小，这种不协调现象越明显。因此，应指导儿童掌握正确的呼吸方法，以促进呼吸器官的发育。

5. 神经系统的特点

童年期青少年神经系统的特点是兴奋过程占优势并容易扩散，兴奋与抑制转换快、灵活性高。童年期青少年表现为活泼好动，注意力不集中，善于模仿，易建立条件反射，但抽象的语言思维能力较差，分析综合能力发展不完善。在对其教学训练中，应多采用直观的方式，活动内容应多样化，每种活动持续的时间不宜过长，否则易引起神经系统的疲劳。

（三）童年期心理特点

儿童进入小学后，就改变了学前以游戏为主导活动的状态，而转变为以学习为主导活动的状态。这一改变对儿童心理发育有很大影响，表现在感觉、知觉、注意、语言、记忆、思维、人格、情绪、行为等方面的发展上。因此，这是儿童心理发展的一个重大转折。

随着年龄增长，童年期青少年在视觉、听觉、运动觉等功能方面得到进一步发展，观察力提高了。他们通过识字、阅读和写作这三个过程，语汇更加丰富，表达能力日趋完善，如口头语言、书面语言、对话语言和报告语言等。良好的语言发育有利于他们的身心健康发展。

童年期青少年的思维发展是从具体形象思维过渡到抽象逻辑思维的。但青少年还不能离开具体事物进行思维，自觉性较差，也缺乏批判性和思维的灵活性，还不善于根据条件的变化进行独立思考。虽然儿童自我意识的独立性逐渐发展，但还是处于低水平，自我意识缺乏批判性。随着年龄的增长，其批判性也不断增强，逐步能意识到自己的特点，进一步显示出努力克服缺点方面的能力。

这一时期的青少年已具备比较复杂的情绪。其受到赞扬时会感到喜悦，受到责备时会感到痛苦，喜欢受表扬，不喜欢被批评；常表现出以我为中心的情感，对什么都想要，不管这些要求是否合理。他们逐渐有了较稳定的伙伴，并与其分享食物、玩具和快乐。他们常常表现为热情洋溢、活泼好动、好问、情绪愉快，但有时也会有妒忌的情绪，可是在伙伴遇到不幸时又会产生同情心。这时他们开始形成新的个性，善于幻想，富于想象，自尊心增强，但控制能力还不够强，行为易在不同环境中有不同表现。因此，这时的教育、教养的方式与方法非常重要。不考虑青少年的生长发育水平和心理特点进行教育，往往会使青少年出现心理卫生问题，所以应对他们进行正确的引导和教育。

二、青春期的生长发育特点

青春期是由儿童发育到成年的过渡时期，一般定为13～18岁。青春期开始的年龄、发育速度、发育程度和成熟年龄都存在个体差异。女生青春期一般从10～12岁开始至18岁，男生比女生要迟两年左右。青春期男生身高和体重超过同年龄的女生，出现第二次交叉，以后差距继续加大，最后形成成年男子较高、肩部较宽、肌肉发达，成年女子较矮、体形丰满、臀部较宽。

一般将青春期发育类型分为三种。早熟型的特点是青春期启动得最早，女生在8～9岁，男生在10～11岁；突增高峰出现得早，停止生长时间也早；突增时间可维持1年左右，整个生长期缩短。此类型的青少年多为矮胖型，以女生居多。晚熟型的特点是青春期启动得晚，女生至14～15岁、男生至15～16岁方开始发育，突增高峰出现晚，停止生长时间也晚，突增时间维持长，可达3年左右，整个生长期也较早熟型延长。此类型的青少年多为瘦长型，以男生居多。均衡型介于早熟型与晚熟型之间，青春期启动在12～16岁，女生较男生要早，热带地区青少年比寒带地区青少年要早，突增时间维持2年左右。

（一）青春期人体的系统发育

1. 青春期体格发育

（1）生长突增

进入青春期后，青少年在神经内分泌作用下，身体迅速生长，出现生长突增。生长突增（growth spurt）可用按年龄绘制的生长速度（每年生长量）曲线表示。突增开始的年龄女生比男生早2年左右：女生在9～11岁，男生在11～13岁。在生长突增过程中出现的身高增高峰值及出现突增高峰的年龄，男生与女生也不一样：男生的突增高峰值为 6.8～13.2 厘米 / 年，女生为 6.1～10.2 厘米 / 年；突增高峰的年龄男生为 11.5～15.5 岁，女生为 9.7～14.0 岁。

（2）各部位发育顺序

青春期各部位发育时间及发育速度不同。肢体生长早于躯干。脚最先加速增长，也最早停止增长，脚加速增长 6 个月后，小腿开始增长，然后是大腿；上肢突增稍晚于下肢，其顺序是手—前臂—上臂；最后是躯干加速生长。由此可见，身体各部突增顺序为从远端到近端，这一现象被称作青春期生长的向心律。由于这一生长特点，青春期出现长臂、长腿不协调的体态，但这是暂时的，随着躯干长度及各部分横径的增长，各部分比例将恢复正常。因脚先期突增及先期停止生长的特点，可利用脚长预测身高。

（3）体型的差异

男女生在进入青春期后身体各部出现一系列变化，使得男女生具有不同的体型：男生较高，肩部较宽，肌肉发达结实；女生较矮，臀部较宽，身材丰满。这种现象源于身高、体脂及体重的性别差异。

（4）体重迅速增加

青春期青少年的肌肉随骨骼的增长，体重平均每年增加 5～6 千克。肌肉中含水分较多，蛋白质较少，间质组织较多，肌肉收缩的有效成分较少，表现出收缩能力较弱、耐力差、易疲劳但恢复较快的特点。

（5）骨骼发育

骨骼发育是体格发育的重要组成部分，人体许多形态指标的大小都取决于骨骼的发育状况。判断骨骼的发育程度可应用骨骼年龄，即骨龄。骨龄可较时间年龄更好地反映机体的成熟程度。通过骨 X 线片，观察身体某一部位骨钙化的程度与标准骨龄比较，即可确定该儿童的骨龄。一般以手腕部最为理想。骨龄可应用于预测成年身高、预测月经初潮、协助诊断某些疾病等方面。

青少年的骺软骨不断增长并骨化，使骨增长；骨膜中的成骨细胞不断增长，使骨增粗。与成年人相比，青少年的骨骼弹性大而硬度小，不易完全骨折但易弯曲变形；关节面软骨较厚，关节囊较薄，关节内外韧带较薄且松弛，关节周围的肌肉细长，故其伸展性和活动范围都大于成人；关节的灵活性与柔韧性都易发展，但牢固性较差，在外力的作用下易发生脱位。

进入青春期，在童年期骨发育的基础上，青少年已经出现的骨化中心继续发育，并出现新的骨化中心，各骨化中心相继钙化或与骨干的干骺端愈合。长骨骨干与骨骺的完全愈合，女生在十五六岁，男生在十七八岁；椎骨体与骨骺要到 20 岁以后才能完全愈合。

2. 青春期的功能发育

伴随体格发育的同时，青春期的呼吸、循环、消化、代谢、造血、免疫、运动等各种生理功能也发生着明显的变化。一般以心肺功能、肌力及运动功能来反映功能发育状况。

（1）心肺功能

常用于反映心肺功能的指标有心率、血压、肺活量等。随着测定技术和仪器的发展，在实验室条件下，应用极量运动负荷下的最大耗氧量测定，可以更全面地反映心肺功能。随着年龄的增长，心率呈现负增长，青春期后逐渐接近成人水平，男生心率略低于女生。运动时，心率随运动强度加大而增加，到极量运动时的心率为最大心率。最大心率随年龄的增大而下降，通常以 220 减去年龄估计最大心率。最大心率与安静心率之差，在一定程度上反映心脏的储备能力。青春期之前，女生的血压值通常高于男生；青春期来到后，男生的血压值通常高于女生。肺活量随着年龄增大而增长，女生的增长量通常低于男生。在青春期，男生的肺活量可增长 2000～3000 毫升，年增长 200～500 毫升；女生只增长 1000～2000 毫升，年增长 100～300 毫升。

人体在极限状态下吸收和利用氧的能力为最大有氧活动能力，说明这种能力的指标为最大吸氧量。最大吸氧量的绝对值随年龄增长而逐渐增加，青春期后达最大值，随后逐渐下降。按体重计算的最大吸氧量相对值，男生在 13 岁前呈增长趋势，以后不再增长；女生在 13 岁前比较稳定，以后呈下降趋势。成年期，男女均缓慢下降。

（2）肌力

反映肌力的常用指标是握力和背肌力。握力用于表示手及臂部肌肉的力量，青春期时，男生可增长 25～30 千克，年增长 4～10 千克；女生增长 15～20 千克，年增长 2～5 千克。男生握力值始终高于女生，随年龄增长性别差异增大。背肌力具有相同趋势。

（3）运动能力

人体在肌肉活动中所表现出的力量、速度、灵敏及柔韧性，统称为运动能力。青春期运动能力的发育有明显的阶段性和性别差异。男生的快速增长发生在 7～15 岁，16～20 岁增长趋缓，21～25 岁达一生中的最高峰；女生的快速增长期为 7～12 岁，但在 13～16 岁阶段部分女生可停滞或下降，17～20 岁又可出现缓慢增长。在青春期，男生各项运动指标均高于女生，并随着年龄的增长而差距增大，形成性别间运动能力的差别。但女生在柔韧性、协调性及平衡能力方面往往比男生更具有发展潜力。各项运动能力的发育顺序大致为：速度、耐力、腰腹肌力先发育，其后是下肢爆发力，较晚的是臂肌耐力。

从卵细胞受精到成人，人体的发育大约需要20年的时间。这个过程大致可以分为两个阶段：青春期以前是一个阶段，进入青春期则是另一个阶段。青春期人体的生长发育有着明显的性别差异，如快速增长期，一般女生在11～12岁，男生在12～14岁，女生比男生超前2～3年。在身高突增阶段，人体各部位的生长发育是不同步的，如上下肢的增长比脊柱的增长快，平均每年增长8～11厘米。体重增长的突增期不是很明显，其增长的时间比身高长，增长的幅度也较大，平均每年增长5～6千克。即使人体成熟以后，体重仍有增长。它与骨骼、肌肉、脂肪的增长有密切的关系。

青春期是心脏增长较快的一个阶段。这一阶段心脏重量比初生时增加10倍，心肌增厚，心肌纤维与童年期相比发生显著变化，张力增大，色泽光亮，血压及心搏出量逐渐增加，脉搏逐渐变慢，接近成人的标准。肺的发育也达到旺盛时期，重量增加到初生时的9倍，肺的呼吸能力增大，肺活量在14～15岁时由大约1400毫升增至2000～2500毫升，22岁时进一步增加到大约4800毫升。神经细胞进一步分化和成熟，神经系统功能迅速完善，思考能力、理解力和记忆力进一步加强，有一定的推理、分析和判断能力。但因性腺活动加强，内分泌活动发生变化，神经系统的兴奋性与神经过程的敏感性不稳定，情绪易激动，也易造成疲劳，动作的协调性可能下降，尤以女生表现明显。脑的发育在重量和容量上的变化虽不大，但在脑神经结构方面逐步发育到基本接近成年。因此青春期青少年思维能力活跃，对事物的反应能力提高，求知欲旺盛，操作各种精细动作比较准确、协调，推理分析能力和记忆力都有所加强。随着年龄的增加，体温逐渐下降，身体的速度、耐力、灵活性等各项素质都有很大提高。另外下丘脑、脑下垂体、甲状腺、肾上腺等内分泌腺体的发育及与其相关的各种激素分泌的活跃和增加，进一步促进了全身各组织器官的迅速发育。

（二）青春期的发育和人体的内分泌系统

青春期的发育和人体的内分泌系统关系非常密切。人体的内分泌系统主要由下丘脑、脑下垂体、甲状腺、肾上腺、胸腺、松果体、胰岛和性腺等组成。青春期形态、功能及性发育都是在内分泌系统影响下进行的，内分泌系统是青春期变化的总枢纽，中枢神经系统又对内分泌系统起着调节作用。人体的各种内分泌腺，专门分泌一些化学物质——激素，量虽不多，但作用大而广泛，对青少年的生长发育、各种生理功能及免疫机制具有极为重要的作用。在婴幼儿和儿童时期，内分泌系统变化不大，性腺（睾丸、卵巢）只分泌极少量的性激素。这些极少量的性激素对下丘脑的“促性腺激素释放激素”的分泌具有抑制作用。

在青春期开始以前，性腺的生长发育非常缓慢。随着年龄的增长，下丘脑的细胞不断长大，它对性激素的刺激就不再那么敏感，少量的性激素不足以抑制下丘脑，于是下丘脑便分泌“促性腺激素释放激素”，促使垂体分泌“促性腺激素”，性腺受到这些激素的刺激就迅速生长发育。脑垂体是人体最重要的内分泌器官，是内分泌系统的枢纽，在青春期生长最为迅速，功能也很活跃。它受下丘脑的控制，能分泌 9 种激素，控制着肾上腺、甲状腺和性腺的活动。其中生长激素能促进体内蛋白质的合成和骨骼生长，对青少年的生长发育至关重要，倘若分泌不足，会导致侏儒症；分泌过量，会导致巨人症或肢端肥大症。另外，垂体分泌促甲状腺素、促性腺激素、促肾上腺皮质激素等，分别促进甲状腺、性腺和肾上腺等内分泌腺体的分泌活动。甲状腺位于喉结两旁，在青春期发育至人一生中之高峰，正常重 20～40 克，女性较男性稍重，机能也达到人一生中之高峰。甲状腺分泌甲状腺素，有兴奋神经、调节新陈代谢、促进生长发育的功能。若先天性甲状腺功能不足，可引起呆小症；若甲状腺素分泌过量，可导致甲状腺功能亢进的病症。碘是制造甲状腺素的重要原料之一。青春期青少年甲状腺对碘的需求量猛增，若摄取量不足，可发生甲状腺代偿性肥大。为了满足生长发育的需要，青少年应当多食用一些含碘丰富的食物（如海产品），以预防甲状腺缺碘性肿大。肾上腺位于肾脏上方，为一三角形腺体，重量仅为 10～15 克。肾上腺能制造和分泌多种激素，与发育有关的是肾上腺雄激素、肾上腺起动素和几种肾上腺皮质类固醇。在垂体促肾上腺皮质激素的推动下，青春期肾上腺激素的分泌量猛增，有的调节糖和蛋白质代谢，有的调节水和电解质平衡，有的调节生长发育，并和生长激素协同促进青春期生长突增和第二性征的发育。有些女生青少年期的汗毛特别浓重，可能是肾上腺雄激素分泌过多的缘故。

内分泌腺分泌的激素并非各行其是，而是有着严密的控制体系，其控制的轴心，就是“下丘脑－垂体－性腺轴”。它管理着人体的青春期发育。

与性发育相关的内分泌变化开始于青春期生理特征出现之前，在“下丘脑－垂体－性腺轴”发育成熟前约两年，肾上腺皮质分泌的性激素开始增多。这些激素主要是去氢表雄酮、雄烷二酮和雌酮。很可能是由于中枢神经系统与性腺之间负反馈调节的敏感性下降，下丘脑分泌的促性腺激素释放激素逐渐增加，同时垂体的分泌细胞也对促性腺激素释放激素敏感性增加，产生黄体生成素和卵泡刺激素（促卵泡素）的功能也随之加强。在青春早期这种分泌增加现象仅发生在夜间睡眠时，到了青春中期，白天清醒状态下也会出现下丘脑及垂体的促性腺激素释放激素、黄体生成素和卵泡刺激素分泌增加现象。已有研究发现，无性腺的患者青春期同样出现睡眠时黄体生成素分泌增加，提示上述过程是由中枢神经系统及下丘脑的不断发育成熟所致，而不是继发于性腺的变化。

继发于垂体激素的分泌增加，血清中睾酮（男）水平和雌二醇（女）水平在整个青春期成熟过程中呈进行性增高。生长激素分泌增加发生于青春中期。到了青春期中晚期，影响黄体生成素和雌激素分泌的一个正反馈调节系统建立，雌激素诱发的黄体生成素周期性高潮分泌及排卵现象出现。

第三节　青少年体育锻炼的基本卫生要求

学校体育卫生工作的主要目标是“促进青少年的生长发育，增强体质；提高体育运动成绩；预防体育外伤及由于不适当的锻炼而造成的对机体的危害”。因此，在青少年生长发育过程中，务必清楚学校及校外体育锻炼基本的卫生要求。

一、适合年龄、性别、健康状况的特点

（一）年龄特点

童年期青少年肌肉发育不完善，含水分多。一般是粗大的肌肉先发育，下肢比上肢肌肉先发育，屈肌比伸肌先发育，在为青少年选择运动项目时应考虑这一点。骨骼钙化程度低而富有弹性，不易骨折但易发生变形。脊柱正在发育，要注意正确姿势的训练，以免发生脊柱弯曲异常；要加强足部弹跳，锻炼足弓承担自身体重，预防扁平足发生。此时，儿童神经系统发

育比较快，适于开展平衡、协调、灵敏、节奏、柔韧等能力的训练。可是，由于年龄较小，中枢神经系统易兴奋、易扩散、易疲劳，也容易恢复，表现为注意力不够集中，因此需要经常锻炼加以强化。内容主要是进行基本技能训练，如跑、跳、投掷、游泳活动及儿童广播操等。又因心血管系统发育很不成熟，一些耐力性的运动、使心脏负担重的运动项目不适合小学生参加。

中学年龄段学生已进入青春期，由于内分泌腺活动增强，生长发育进入第二次突增阶段，体内发生一系列复杂的变化。生理功能进一步加强，肌肉力量迅速发展，骨化明显加速，因此适合进行肌肉方面的系统训练，少年应当活跃地从事田径项目和一般体育竞技活动。许多研究表明，男女生青春期的肺活量、握力都有一个突增阶段，一般是女生 12 岁、男生 14 岁平均增长值最大，且男生突增峰值明显高于女生，即使女生在突增高峰时，也不及男生增加率高，所以男女生功能发育指标曲线不存在交叉现象。在青春发育后期，男生的肺活量、握力比女生增长更快。尽管此期发育迅速，也不宜过早从事单项训练。一般 12～17 岁为全面发展时期，应侧重发展速度、力量和一般耐力，以促进机体全面发育。在掌握多种技能的基础上，17 岁以后，可以进行专项训练。国外对少年运动员的专项训练多开始得较早，有的国家提出田径运动训练年龄为 10～12 岁，游泳训练年龄为 10～11 岁。这在我国不太合适，但游泳、滑冰、体操等专项训练确实可以提前些。

（二）性别特点

女生在生理上与男生有许多差别，尤其是进入青春期后，体力差别加大。女生肌肉量少，四肢偏短，脊柱较长，骨盆较宽，身体重心低，下肢支撑平衡能力强。女生心脏重量比男生小 10%～15%，心脏容积也相对小，相同负荷运动或安静时比男生心跳快；女生肩部窄，呼吸较频，肺活量小，握力、背肌力比男生小。曾有报道，13～15 岁时，女生比男生握力平均低 2.1 千克；18～19 岁时，则该指标女生比男生平均低 13 千克。可见，无论心血管、还是呼吸方面潜力女生都比男生小，反映她们可接受的运动量和紧张度不及男生。因此到中学阶段，体育运动必须男女分开。

女生在月经期间要减小运动量，但不必停止体育活动，适当活动有助于消除经期的不适感。可组织月经正常的女生，在经期进行徒手体操、打排球、打乒乓球或羽毛球等运动，但应停止游泳等运动，避免使腹压明显增加及对全身有剧烈震动。

（三）健康状况特点

由于学生体质和健康水平不同，其运动负荷也不尽相同。因此，在学校体育锻炼中，应根据学生身体的发育水平、功能状况、有无疾病及其程度因材施教。在中小学年龄段，学生的健康程度大致可划分为：

第 1 类：身体健康。这类学生在总体中占绝大多数。

第 2 类：有轻微的异常，如慢性鼻炎、无疼痛等异常感觉的扁平足。这部分学生基本上是健康的。

第 3 类：有心脏功能性杂音、风湿性关节炎、肺结核钙化期、慢性肝炎等。

第 4 类：在发育和健康上有显著异常或患病初愈。

对上述第 1、2 两类学生可按教学大纲要求安排体育教学和锻炼；第 3 类学生可由校医提出名单，要求体育教师辅导时灵活掌握；第 4 类应暂免体育课或不参加体育活动，随着体力恢复再逐步参加适量的体育活动。原则上不要放弃对体弱学生的锻炼要求。

校医同体育教师经常保持联系，在准确掌握学生健康状况的基础上合理进行体育分组是必要的。

无论是在城市还是在农村，中小学校的体育课都应按教学大纲进行，使学生得到系统、全面的体育锻炼。

二、遵循体育锻炼的基本原则

（一）要经常锻炼

体育锻炼良好作用的产生，必须以经常坚持为先决条件。因为体育活动增强机体的防御机能，是通过不断形成暂时性的联系而逐渐适应经常变化着的外界环境来实现的。青少年体育锻炼的积极性更需要在不断坚持运动的过程中得到发挥和巩固。

（二）要循序渐进、全面锻炼

青少年机体对各种锻炼项目都有一个逐步适应的过程。训练时要有计划、有步骤地增加运动量和动作的复杂程度。青少年如果突然承担很大的体力负荷和进行不熟悉的高难动作，易致过度疲劳，或因神经系统、某些器官高度紧张而发生运动创伤。

同样，青少年应注重全面锻炼，利用多种多样的运动项目促进身体在力量、速度、灵敏、耐力、柔韧、弹跳等方面都得到发展。不要片面追求运动成绩或过早侧重于单项训练。只有在全面锻炼的基础上，专项运动成绩才能不断提高。

（三）要有准备活动和整理活动

适当的准备活动可使身体各个部分，尤其是神经系统和心血管系统有足够时间逐渐提高其活动水平，还可消除肌肉和关节的僵硬状态，以适应剧烈活动的要求，减少外伤的发生，一般以慢跑、徒手体操等作为准备活动。人体在剧烈活动后，自主神经系统由紧张状态恢复到安静时的水平需要一定的时间。如果剧烈运动后立即坐下或躺下，大量血液聚在下肢，而脑部和身体其他部分缺血，容易发生“重力性休克”。因此，运动后必须进行整理活动，以逐渐减少运动量，然后进入休息状态。一般用慢跑、行走、放松体操等作为整理活动。

（四）运动与休息适当交替

体育锻炼过程中的适当休息不仅可以避免生理功能的超限负荷，而且可以防止过度训练和运动性创伤的发生。但休息时间过长，又会使调动起来的机体高度活动水平下降，以后再开始运动时惰性增大。所以，每次休息的时间要适宜，以保证训练成绩的稳步提高。在学校体育教学中，这条原则常常是安排计划、掌握授课进度的依据。

三、体育课与课外体育活动及假期活动的合理组织

（一）体育课

体育课是对学生进行体育教学的基本组织形式。体育课可以增强学生体质，使学生掌握体育的知识和技能。学校体育课应符合下列卫生学要求：①课程的内容和负荷量要适合学生的年龄、性别、健康状况和体力的特点；②遵守体育锻炼的基本原则，结构合理，形成适宜的运动密度和生理负担；③教学内容的实施有助于增进健康、匀称发育和形成正确姿势；④保持连续性，在每周课程表中应同其他课程有机地结合；⑤授课应有适宜的运动场和专用设备，学生应穿运动服进行锻炼。

体育课的结构指对体育实践课的各个部分教学的顺序、内容和时间进行分配。每一堂课通常由开始、准备、基本活动和结束等四个基本环节组成（见下表）。

一节45分钟的体育课在时间和内容上的分配

结构	内容	目的	时间（分钟）
开始部分	集合队伍，检查人数、服装，提示上课内容和任务	启发学生大脑的兴奋性，使之进入运动状态	2～3
准备部分	基本动作练习，专项运动准备练习，活动关节、肌肉等	使学生得到一般的操练，唤起机体对开展下一部分练习做好准备	6～12
基本活动	训练教学的基本内容	学生按教学大纲要求掌握专门的活动技能，提高身体素质	25～30
结束部分	整理运动、放松练习、游戏及小结等	使学生的身体由剧烈运动状态逐渐恢复到安静状态	3～5

运动量取决于课程的强度、密度和时间三因素的综合情况。强度是指单位时间内所完成的功，密度是指一节课内学生本身练习时间占全课总时间的比例。体育课的密度应视强度大小及锻炼时间综合考虑，我国有人认为30%～40%为宜，苏联主张该项指标在普通学校体育教学中应达60%以上。实际上，针对不同授课内容、不同年龄段的学生，运动密度可有适当增减。

判断体育课的运动量及生理负担大小，常用的方法是绘制脉搏（或心率）曲线图。按照国家卫生健康委员会颁布的《中小学生体育锻炼运动负荷卫生标准》规定，健康中小学生体育课和课外体育活动的基本部分的靶心率不应低于120次/分，也不得超过200次/分。我国有人认为，学生在体育课中平均脉搏在125～155次/分较为适宜。日本提出中小学生在体育课中平均脉搏在130～170次/分为适宜，低于130次/分为小运动量，大于170次/分学生就会非常疲劳。当脉搏在130次/分以上的动作在体育课中占1/3以下就显得没生气，如占1/2，学生就很兴奋，运动量合适。符合训练生理要求的脉搏曲线应当是：①曲线逐渐上升，到基本部分达到最高，至结束部分又逐渐降低；②曲线坡度不大，不出现骤起骤落的波形；③运动量达到一定水平，即准备部分脉搏保持在 80～130 次 / 分，基本部分为 130～180 次 / 分，结束部分下降为 90～120 次 / 分，课后 10 分钟恢复到安静时的水平。实际上运动量就是身体的生理负担，它可从每分钟脉搏数增加多少反映出来。因此，对体育课进行卫生学评价，人们非常重视脉搏变动曲线。

学校内的体育活动课一般每周授课不少于 3 次；在学习日的第一节和最后一节不应安排体育课，因为这会降低它在提高作业能力方面的积极作用。

（二）课外体育活动

1. 早操和课间操

在学生集中住宿的中学或大学，坚持做早操对青少年增进健康、促进发育很有益处。因为做早操除能使学生更好地迎接一天的功课、具有教育意义外，还有卫生学意义。在适宜的外界环境条件下正确进行早操，可使身体发生许多良好的变化。例如，消除睡眠时大脑皮质的抑制状态，使神经兴奋与抑制过程维持在适当的水平，有利于提高学习效率；改善伸肌与屈肌、物质代谢的协调关系，有助于培养良好的姿势，并提高青少年机体对感冒和各种传染病的抵抗力。在以走读生为主的中小学，组织课间操不仅能起到和早操相同的作用，而且有助于消除课间疲劳。

2. 锻炼小组

学校体育教学除必须进行的体育课外，每天应安排 1 小时左右的体育锻炼。在体育教师的指导下，发挥学生体育骨干的作用，组成锻炼小组，利用课外活动时间，按《国家体育锻炼标准》要求的项目进行有计划的锻炼。在学习日文化课之后组织体育活动有利于消除脑力疲劳，是脑力与体力之间功能轮换的有效方式。但运动中要特别注意安全保护，防止发生创伤及各种意外事故。

3. 业余体育训练

参加少年业余体校和学校运动队的学生都必须在体育教师的指导下进行训练。参加训练前应认真进行体格检查，包括心脏功能试验，在各方面均属正常时方允许参加。业余体育训练的运动量应从每周训练的次数、每次训练的时间两方面进行控制。推荐 9～11 岁青少年每周训练 1～2 次，每次 1 小时；12～15 岁青少年每周训练 2～3 次，每次 1～1.5 小时；16～18 岁青少年每周训练 3～4 次，每次 2 小时。

（三）假期活动

学生利用节假日，独自或集体进行校外体育活动，是青少年增进身体健康、陶冶情趣、了解自然和社会的重要途径。校外体育活动应该有严密的组织管理措施，必须建立各项规章制度，以保证参加这类体育活动的学生的人身安全。活动时，应注意：

1）游览区或夏令营区的卫生情况，是否有传染病流行。

2）携带好急救药箱，备好清凉解暑药、镇静止痛药、各种抗生素及处理外伤的药品、器械和敷料。

3）夏季应备有防止蚊虫叮咬的蚊帐和杀虫药剂。

4）应戴可遮阳的帽子，穿宽松、轻便的服装，鞋的大小要合适，最好是软底胶鞋或运动鞋。

5）旅途中最好自备饮水和食品，保证饮水和食品的卫生。

6）旅途中注意休息，保证足够的睡眠。

7）应多组织各种文艺体育活动，使学生得到积极性休息，切实做好后勤保障工作。

8）在整个校外体育活动中，组织者应时刻把学生的人身安全放在第一位，严防出现溺水、中暑、冻伤、坠崖、车祸、失踪等意外性伤害事故。

此外，学生与学生或学生与家庭成员一起进行体育运动，是校外体育活动的主要部分。这类校外体育活动具有很多优点，如形式灵活、易于安排、活动时间充裕等。因此，学校体育教学应让学生了解并掌握上述体育锻炼的卫生要求以及开展校外体育活动所必需的卫生知识。

第二章

体育锻炼对青少年生长发育的影响

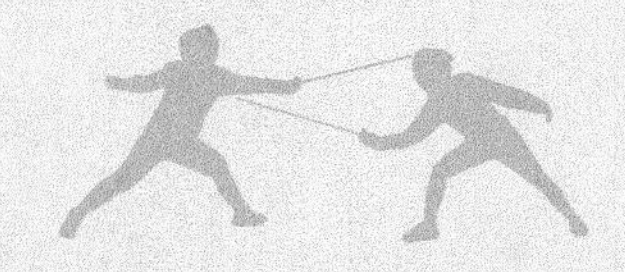

青少年正处于迅速的生长发育时期，机体新陈代谢旺盛，身体各组织、器官的功能，智力和心理的发育都具有很大潜力和可塑性。因此，积极参加体育锻炼，对青少年身体的发育、体质的增强，以及各种道德意志的培养、形成，都有良好的影响作用。

第一节　体育锻炼对身体健康的影响

一、对心血管系统的作用

青少年积极参加体育锻炼可以促进其心血管系统的发育，提高其机能水平。运动时，心脏的工作负荷加大，致使心率适当增加，全身血液循环加快，心脏和全身的供血状况改善。心肌细胞内的蛋白质和肌糖原增多，心肌纤维增粗，心壁增厚，心脏血容量增大，每搏输出量增加，一般为 50～70 毫升，运动员约为 90 毫升，特别是马拉松运动员甚至可达 130 毫升。安静时的心率变慢，心脏的体积和重量增加。此外，锻炼还可使冠状动脉口径增大，弹性增加，对预防冠心病起到积极作用。体内脂肪大量消耗，减少了心脏的压力，从而可降低心脏病的发生。增加动脉血管的弹性可起到预防高血压的作用。

二、对呼吸系统的作用

体育锻炼时，机体消耗的氧气和产生的二氧化碳均增多，为了满足肌体的需要，呼吸系统要加倍工作。青少年经常从事体育锻炼能促进其呼吸系统的发育，提高其机能水平，使呼吸肌逐渐发达，功能加强；同时还可扩大胸廓活动的幅度，增大胸围和肺活量，使安静时的呼吸频率变慢且呼吸深度加深。青少年运动员呼吸系统、心血管系统的机能水平较高，他们的最大吸氧量也比一般青少年要大，这使得他们在剧烈运动中的能力比一般青少年要强，能承受较大强度的运动训练。此外，青少年经常参加体育锻炼还有助于预防呼吸道疾病的发生。

三、对神经系统的作用

青少年积极参加各种体育锻炼，可以使他们掌握多种运动技能，改善肌肉工作的协调关系，提高其从事运动的能力和技术水平，这些都能促进神经系统机能的改善和发展。人体的一切活动都是在神经系统的调节和支配下进行的，因此，身体的每个动作及各器官的生理活动都可以对神经系统产生刺激作用。这种刺激作用可以增强神经细胞的工作能力和神经系统的调节能力。在体育锻炼中，运动器官的每一个动作，都以刺激的形式作用于神经系统，使大脑的兴奋性、灵活性和反应速度提高，视觉、听觉更加敏锐，记忆力和分析综合能力增强，还可消除大脑疲劳。因此，运动后人会感到精神愉快、思维敏捷，从而提高了学习和工作效率。此外，睡前适当的放松活动还可以使原来兴奋的神经细胞得到更好的抑制，使人体休息睡眠得更充分。

四、对新陈代谢的作用

体育锻炼时，机体新陈代谢加快，能量消耗增加，机体为了恢复能量，就要摄入、消化、吸收更多的营养以补充不足，而且摄入的能量往往超过消耗的能量，即出现“超量恢复”现象。消耗越多，超量恢复越明显。同时体育锻炼还能增加腹肌力量，有利于维持正常腹部压力促进消化吸收。因此，长期适量的体育运动可以增强消化功能，促进青少年的生长发育。

五、对骨骼、关节及肌肉的作用

体育锻炼有助于骨骼的生长，可使骨变得更加坚强，对人体起到更好的支撑和保护作用；还可使关节囊和韧带增厚，加强关节的牢固性和对压力的承受性。提高神经系统对肌肉的控制能力，可使肌肉对神经刺激产生反应的速度和准确性以及各肌群间相互协调配合的能力得到改善，能够发挥出最大的运动效果，并可使肌肉粗壮、力量增强，提高抗疲劳和耐酸痛的能力。

六、对内分泌系统的作用

体育锻炼对内分泌系统，特别是对调节新陈代谢起重要作用的垂体－肾上腺系统以及胰腺等消化腺的功能影响较大，能使其获得显著的改善。长期坚持锻炼所出现的身体结构和功能的良好变化，如肌肉的丰硕、骨骼的健壮、韧带的柔韧、血管的弹性、心肌的增厚、毛细血管网的增多等，都是在内分泌系统的调节下形成的。运动能改善糖代谢，防治糖尿病；运动能降低血胆固醇，防止动脉硬化；运动能促进多余脂肪的消耗，防止发胖。这些都与内分泌调节功能的改善有关。

七、对免疫系统的作用

体育锻炼对免疫系统的影响是多方面的。总体来讲，体育运动可以调动人体免疫系统的应激能力，使免疫器官延缓衰老，增强人体免疫功能。

八、对预防近视的作用

近视是造成青少年视力损害的主要原因之一。学习压力加重、电子屏幕使用的普及化和参加户外活动时间的减少，是导致近视高发且快速低龄化的最关键的外界因素。近视至今尚无完全有效的控制手段，但近年来近视研究发现，户外活动可以抑制近视的发生和发展。动态光源具有保护视力的作用。户外动态变化的自然光对青少年的眼睛具有调节训练作用，经常参加户外活动有利于减少近视的发生并有助于控制近视的发展。

第二节　体育锻炼对心理健康的影响

体育锻炼不仅有利于身体健康，还对青少年的心理健康和社会适应具有积极的促进作用，从而提高青少年的生活满足感和生活质量。体育锻炼对心理健康的积极影响主要表现如下几个方面。

一、体育锻炼能改善情绪状态

情绪状态是衡量体育锻炼对心理健康影响的最主要的指标。青少年在学习和生活中，经常会产生忧愁、紧张、压抑等情绪反应，体育锻炼可以转移个体不愉快的意识、情绪和行为，使人从烦恼和痛苦中摆脱出来，经常参与体育锻炼可使焦虑反应降低。研究表明，人体在有氧运动状态下吸入的氧气量是安静状态时的 8 倍。有氧代谢运动可使人体获得最佳摄氧量，这些运动能有效地增强机体组织利用氧的能力。几乎所有的运动项目都能培养参与者勇敢、坚持、自制、不怕困难等良好的意志品质。青少年在不断提高自己的运动水平或战胜对手而进行的运动中，原有的心理水平能逐渐获得提高。因此，进行有氧运动对青少年的心理有多面的良好作用。

二、体育锻炼能发展想象力

想象是人脑对已有表象进行加工、改造和组合并组成新形象的过程。经常参加体育锻炼可以培养丰富的想象力。从事体操、舞蹈、武术、健美操等运动项目，需要在熟练掌握运动技巧的基础上，发挥想象力，借助原有的运动表象，经过大脑加工而重新编制自己需要的新颖套路；而从事篮球、足球、乒乓球、拳击、击剑等运动项目，则要求在掌握基本技术的基础上，能根据复杂多变的场上情况，采用随机应变、多种变换的技巧、战术，达到战胜对手的目的，经过长期训练，有助于发展青少年的想象力。

三、体育锻炼能发展思维能力

思维是人体大脑对客观事物的间接、概括的反映，是对事物本质属性和内部规律的反映。体育是人类社会特有的现象，是人类为其自身需要而进行的一种创造。因此，体育与其他人类活动一样，有思维活动的参与。体育运动中任何运动技术、技能的掌握过程，都是人的智力和体力活动相结合的过程，它不仅需要逻辑思维能力，而且也需要运动思维能力，包括动作思维、战术思维等。

体育锻炼中的思维以操作思维为主，其操作活动不是思考好了再做，而是一边做一边思考，一边思考一边做。动作的准确性、时间要求、顺序性、身体协调性等时空因素十分重要。因此，运动中的思维有别于人们一般概念中的逻辑思维。直觉思维也经常在体育锻炼中发挥作用。在运动中，人们的决策往往不是完全依据准确的知觉和严密的思维做出的，要不停地、快速地做出判断和预测，如球的落点、方向、反弹高度，对手的意图，与同伴的配合等，都需要依靠直觉思维来完成。

思维的敏捷性是体育运动中思维的重要特点。经常参加体育运动的青少年手快、脚快、动作快，这是行为的外在表现，它依赖于心理的敏捷性，突出体现在思维的敏捷性上。

四、体育锻炼能培养良好的情操和意志品质

在人类社会发展中，形成了许多社会性高级情感，如道德感、理智感、美感等，统称情操。体育锻炼不仅可以有效地提高个人道德、集体荣誉感，还可以增强行为规范和遵守纪律的意识以及发展团结友爱、相互配合、相互帮助和关心集体的集体主义精神。

体育锻炼还能有效地培养良好的意志品质。体育运动一般具有艰苦、疲劳、激烈、紧张、对抗以及竞争性强等特点。青少年在参加体育锻炼时，总是伴随着强烈的情绪体验和明显的意志努力。体育锻炼过程中需要付出意志努力，包括需要自觉地克服客观上的困难（如动作的难度、外部的障碍、外界的影响等）和主观上的困难（如完成动作时的胆怯、困惑、畏惧的

心理，身体的疲乏、酸痛等）。在体育活动中经过努力，青少年越能克服巨大的主、客观方面的困难，说明其意志努力程度越高，也越能培养坚强的意志品质。意志品质在克服困难中得以表现，同时又在克服困难中得到培养。

五、体育锻炼能发展人的个性

个性是指个体在其生理素质和个性心理特征的基础上，在一定的社会历史条件下，通过社会生活的实践锻炼与陶冶，逐步形成的观念、态度、习惯与行为。它是一个人比较稳定的生理、心理素质和社会行为特征的总和。体育锻炼在青少年个性的形成和发展中有着积极的影响，它不仅影响青少年的生理属性，还能影响其心理属性，促进其身心的健全发展，同时还作为社会教化的手段来促进个性的形成和发展。

参与体育锻炼需要较强的自发性，也需要长期坚持，所以对个性的影响较大。国外有关研究表明，一个人幼小时期所获得的户外游戏的经验，在其长大后能够促使他积极参加体育锻炼，而且其在运动中不可缺少的体力、技能、勇敢、果断、灵敏以及聪明、机智等品质，也得到了锻炼。对于青少年来说，参加体育锻炼活动并使其成为生活的一部分，对增加体力和提高技能是十分明显的，由此带来的成功感和满足感，以及来自伙伴的赞誉和肯定，更能促进他们个性的形成和发展。

六、体育锻炼能增强社会联系

随着社会的发展和生活节奏的加快，许多生活在大城市的人们，愈来愈缺乏适当的社会联系。体育活动是一种很好的增加人与人之间接触的形式，在活动中共同锻炼、相互竞争、团结合作、相互交流，可以使个体忘却烦恼和疲劳，消除孤独寂寞感，使身心得到舒适的体验，产生良好的情绪体验。国内外的许多调查研究表明，个体通过锻炼增强了与社会的联系，可获得心理上的益处。这是由于大部分体育运动项目是集体性、竞争性的活动，青少年能力的高低、修养的好坏、人际交往等都会明显地表现出来，使青少年对自我有一个比较符合实际的认识。因此，体育锻炼可以促进自我意识的发展。其中，女生比男生在心理上能从社会联系中更多受益，外向性格比内向性格的社交需要更强烈，这种社交需要可通过跳舞、做操等集体性的身体练习活动得到满足。

七、体育锻炼能预防和治疗心理疾病

据国外报道，许多国家已将体育活动作为预防和治疗心理疾病的一种手段。据基恩调查，在 1750 名心理医生中，有 60%的医生认为应将体育活动作为一种治疗手段即宣泄疗法来治疗焦虑症，有 80%的医生认为体育活动是治疗抑郁症的有效手段之一。尽管目前对一些心理疾病的病因以及体育活动为什么有助于心理疾病的减缓和消除的机制尚不完全清楚，但体育活动作为一种心理治疗手段在国外已得到广泛应用。临床研究表明，慢跑、散步等中低强度的有氧运动对抗抑郁的效果明显，能减轻抑郁症状，增强抑郁者的自信心。因为抑郁是以压抑为主导的消极情绪状态，而运动是以兴奋和充满活力为特点的积极情绪状态。因此，抑郁者参与运动显然能产生积极的效应。体育活动还可以为郁积的各种消极情绪提供一个发泄的机会，使遭受挫折后的冲动通过运动得以转移和升华，避免心理障碍的产生。

第三节　体育锻炼对智力发育的影响

适当的体育锻炼可使人体得到积极的功能性锻炼，使人体的形态、机能得到良好的改善和提高。不同体育项目的肢体活动方式有单侧性或双侧性，不同项目对灵敏性、协调性、观察力、注意力也有不同的要求。可以选取不同的体育活动开发右脑功能，有针对性地培养学前儿童的智力。智力包括多个方面，如观察力、记忆力、想象力、分析能力、判断能力、应变能力等，不同的运动项目对智力发展的作用各不相同。对于处于生长发育当中的青少年来说，体育运动必不可少。

一、体育锻炼是消除有机体疲劳的积极性因素

疲劳后的休息一般有两种方式：静止性休息和活动性休息。但在许多场合，用更换肌肉运动作为活动性休息的手段，对消除疲劳非常有益。积极的体育活动可以改善全身的血液循环，提高载氧能力，有利于氧债的尽快消除。体育锻炼是全身性的肌肉活动，积极的体育运动可以使肌肉处于主动放松状态，加速肌糖原合成，保证肌肉能源物质的及时补充。

二、体育锻炼可以改善和提高大脑神经细胞的工作能力

人体是一个整体，主要由神经系统统一控制、协调全身各器官的活动，包括思维、生理功能和行动。体育锻炼对改善大

脑的工作能力，延缓脑细胞的衰退，起着脑力劳动不可替代的作用。例如，某些耐力性的体育项目可使大脑皮质细胞长时间耐受强烈的刺激，例如缺氧、乳酸刺激等。最常见的耐力性的体育项目为跑步、游泳。当进行脑力劳动时，负责体力活动部分的脑细胞处于相对抑制状态。反之，体育锻炼时，这部分脑细胞则处于兴奋状态。这种兴奋和抑制过程的频繁交替，有助于延缓细胞功能的衰退。体育锻炼还可以提高大脑皮质机能的灵活性。在体育教学中，学生学习新的技术动作，实际上是在大脑皮质建立暂时性神经联系的过程，后者的建立、巩固和改造有其阶段性的变化和生理规律。

三、体育锻炼可提高青少年的思维能力

思维是人类的高级意识活动，是人脑对客观现实概括的、间接的反映。思维活动的产生和表现与人从事的情境和任务有关。只有通过思维活动进行分析、综合、比较、抽象、判断等过程，才能掌握事物运动变化的规律。体育活动的整个过程都离不开思维的活动。一切动作技能的形成与运用都是在中枢神经系统的支配与调节下进行的，运动时掌握动作的过程是形象思维与逻辑思维协同作用的结果。如在篮球比赛中战术行为的质量和效果依赖于思维活动的能力。没有积极的思维，就无法对比赛场上错综复杂的变化做出恰当而准确的判断，就难以预料到对方的战术意图，难以识破对方战术行为的特点及规律。思维活动伴随体育锻炼的整个过程。青少年多参加一些具有竞技性或者有一些动作技术要求的体育活动，随着长期的体育锻炼，思维能力也就可以得到不断地提高和发展。

四、体育锻炼可提高青少年的想象力及创造力

丰富的想象力是好的创造力的前提，青春期青少年的创造力处于从广义的创造力向狭义的创造力过渡的时期。一切创新的活动都是源于好奇心、想象力和求知欲。直观观察和语言启发使青少年初步感知动作表象，了解动作的程序、结构，明确动作的时间与空间的关系，建立理念与实践之间的关系。直观感知、记忆，头脑中储存有多种多样的表象，便于展开联想和想象。

五、体育锻炼可提高青少年的注意力和记忆力

运动体验是一种复杂的、由多种感知觉参与的综合体验。它包括视觉、触觉、听觉和本体感觉等体验，相对记忆能力方面，在执行体育运动动作过程中主要涉及编码、储存等多方面的能力。运动记忆是一种更为复杂的记忆过程，因为动作记忆是以身体运动状态或动作形象为核心内容的记忆。体育锻炼在提高注意力和观察力的基础上，能够激活大脑皮质使大脑和神经系统得到锻炼，从而发展智力。动作记忆持续时间更久，复杂连贯且有节奏的动作的记忆时间会更久。随着个体年龄和经验的增长，运动经验在个体动作的发展和执行中发挥着越来越重要的作用。

第三章

青春期的性发育与体育锻炼

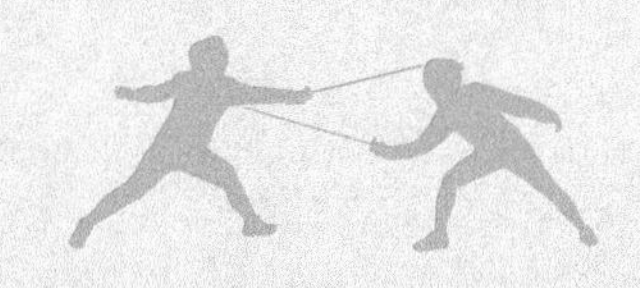

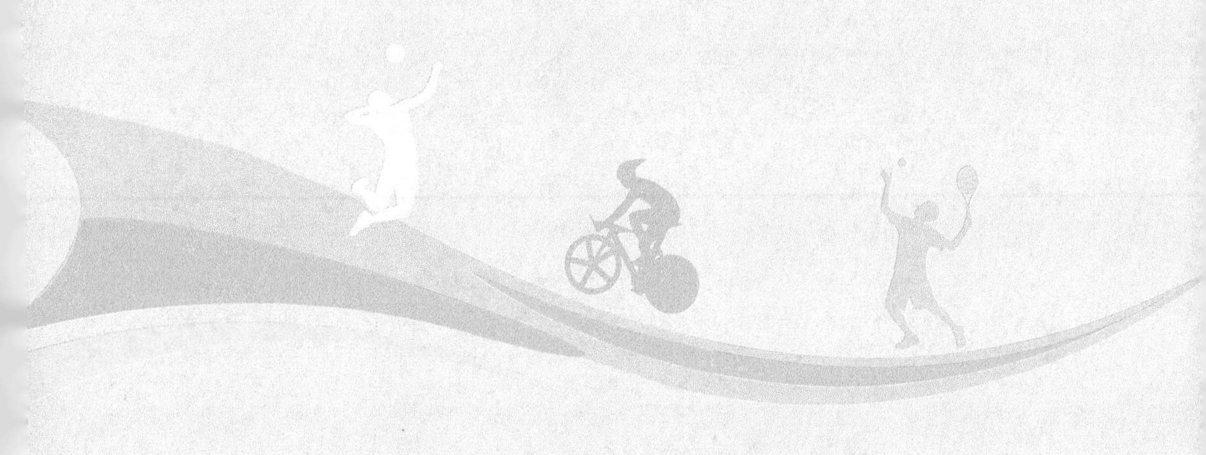

青春期最突出的变化是性发育。儿童生殖器的发育很缓慢，进入青春期后，内外生殖器官迅速发育，青少年出现了显著的性别特征。性发育包括生殖器官的形态发育、功能完善及第二性征。本章主要介绍男女生青春期的性发育情况及与其青春期体育锻炼的联系。

第一节　青春期的性发育影响因素和体育锻炼

一、青春期影响性发育的因素

（一）家族性遗传因素

中枢神经系统、下丘脑-垂体-性腺轴系统在青春期性发育的全过程中起着决定性的作用，而分泌的各种激素则受控于各相关基因。有学者对128对女性双生子进行调查，其中，同卵双生子93对、异卵双生子35对。调查结果显示：同卵双生子的一致率为78.43%，异卵双生子的一致率为20%，遗传度为73.04%。也就是说，在月经初潮年龄差异的影响因素中，遗传因素占73%。

（二）青春期性发育的环境影响因素

有研究显示，很多因素对青春期性发育时相有影响，例如遗传易感性、气候、饮食、营养因素、家庭环境因素、社会经济状况、体育活动量以及健康状况等。这里主要论述的是营养因素。

青春期发动、月经初潮需要有临界的体重和体质量，月经前体重的变化是影响月经初潮的一个重要的决定因素。调查发现，月经初潮与营养状态之间有密切联系。青春期的青少年正处于生长发育的旺盛时期，对各种营养的需求增加，充足的营养摄入可以保证其体格和智力的正常发育。因此，青少年在青春期的营养均衡能更好地保证其身体正常发育。

1. 蛋白质

蛋白质是组成人体一切细胞、组织的重要成分。人体缺乏蛋白质，会导致发育迟缓，骨骼、肌肉萎缩，影响多种营养素的吸收利用。但动物蛋白摄入过多也会带来很多不良影响，如增加肝肾代谢负担，影响矿物质的吸收利用等。

2. 矿物质

矿物质是人体生理活动必不可少的营养素，尤其是处于生长发育期的青少年对其需要量更大。例如，钙、磷参与骨骼和神经细胞的形成，如钙摄入不足或钙磷比例不适当，就会导致骨骼发育不全。

3. 维生素

各种维生素对青少年生长发育非常重要。例如，缺乏维生素 A 会导致破骨细胞数量减少，成骨细胞的功能失控，导致骨膜骨质过度增生；维生素 D 直接或间接地参与骨内进行的所有进程，骨细胞的增生、分化，骨基质的形成、成熟和钙化，骨质的重吸收等，还会影响钙质的吸收和在骨骼中的沉积与释放；维生素 C 缺乏会使骨细胞间质形成缺陷而变脆。另外，维生素的缺乏还可使机体细胞免疫功能降低。应保证青少年维生素适当摄入，缺乏和过量均不利于其生长发育。

4. 微量元素

微量元素在人体内含量很少，但对青少年的生长发育起着极为重要的作用。例如铁可以合成血红素为大脑供氧，大脑对缺铁极为敏感，铁能促进神经髓鞘的形成，影响青少年青春期的学习能力和逻辑思维。研究发现没有铁缺乏的老年人可以拥有与青少年一样活跃的脑电波，锌会影响记忆力和注意力。在加尔维斯顿的美国得克萨斯大学医学院，研究人员发现健康男女摄入低锌食物时，在注意力的测验中表现就很差；但当锌摄入量增加后，他们对图案的注意力能提高 17%。另外，锌还能提高逻辑思维能力。如果每天摄入 15 毫克的锌，人的逻辑思维能力就能提高 16%。实际上，大约 83% 的人在每日的饮食中不能为大脑提供足够的锌，以致大脑不能处于最佳的工作状态。

（三）青春期的性发育与肥胖因素

科学家利用基因重组技术由大肠杆菌中合成肥胖基因的表达产物——瘦素。瘦素是一种脂肪组织分泌的蛋白质类激素，作用于下丘脑的体重调节中枢，引起食欲降低，能量消耗增加，从而减轻体重，使体脂保持相对稳定。瘦素在人体青春期扮演着十分重要的角色，它在青春期启动前突增，青春期内维持在较高水平，之后又突降。国内外研究均显示单纯性肥胖女生，青春期发动提前，体内性激素水平也较正常女生高。但肥胖对男生性发育有无影响却存在争议。很多人认为肥胖男生的性发育是落后的：阴茎、睾丸在同一年龄段较正常男生偏小，阴毛、腋毛、胡须、喉结等发育也较正常男生落后；同一年龄段首次遗精发生率低，首次遗精的平均年龄比正常男生大。有研究认为肥胖男生的性发育与正常体重男生无明显差异；而有些研究则发现肥胖男生的性发育和肥胖女生的性发育一样是提前的。不管外界环境如何，当人体在进行有氧运动时，体内的物质代谢能力增强，体内产热大量增加，体内脂肪燃烧。一般人安静时每分钟消耗热能约 1.56 千卡[①]，而在剧烈运动时消耗热

---

① 1 千卡≈4185.85 焦耳。

能可达几十千卡甚至上百千卡，可以比平时增加一百倍以上，有助于减脂。

二、青春期的体育锻炼

身体素质就是通常所说的力量、耐力、柔韧、灵敏、速度、素质等。青春期是各种素质发育的敏感期。在此期间，如能因势利导地进行某种素质训练，那么，青少年的这种素质会发展得更快，起到事半功倍的作用。

（一）力量素质敏感期的体育锻炼

力量素质是指人的机体或机体的某一部分肌肉工作（收缩和舒张）时克服内外阻力的能力。男女生的力量素质敏感期都在9岁以后。随着年龄的增长和敏感期的到来，青少年肌肉体积增大，肌纤维直径增粗，肌肉中糖原、红蛋白增加，各个肌群之间关系逐渐完善，这些都为青少年肌肉力量的增长创造了条件。男生在12～16岁时，力量素质增长速度最快；青春期后，有了雄性激素的帮助，男生力量增长突飞猛进。女生在11～15岁时，力量素质增长速度较快；16～17岁是最大力量素质快速提高的第二高峰，这个时期的肌肉横向生长加快，最大力量和相对力量均增长很快。即使过了力量素质的敏感期，青少年的力量素质仍能提高，这主要依赖于后天的锻炼，因此在发展力量素质敏感期可以为青少年有计划、有针对性地安排一些上下肢、躯干的力量练习活动。

（二）耐力素质敏感期的体育锻炼

耐力素质是指机体在一定时间内保持特定强度负荷或动作质量的能力。人体在运动过程中要想保持高强度运动或高质量

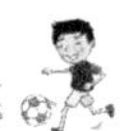

动作，就必须具有良好的耐力素质。耐力素质的高低反映在有氧代谢供能的运动项目上，而其成绩可以显示出个体的体力和运动素质，以及心血管、呼吸和运动系统的综合能力。按人体的生理系统分类，耐力可分为肌肉耐力和心血管耐力。肌肉耐力也称力量耐力（如 1 分钟立卧撑等是对力量耐力的训练）。心血管耐力又分为有氧耐力和无氧耐力。在耐力素质发展敏感期，合理的体育锻炼能够提高青少年的心肺功能和物质代谢能力。

青少年耐力素质的敏感期相对较晚，研究表明，青少年的无氧耐力素质（如 200 米跑、400 米跑等是对无氧耐力素质的训练）在 12～13 岁时发展不明显，到了生理成熟期才会有实质性的提高。因此，青少年时期一定要严格控制运动量和运动强度。女生在 12～14 岁、男生在 14～16 岁才可以进行初期锻炼，一周不宜超过 2 次。有氧耐力素质（如 30 分钟以上骑自行车等是对有氧耐力素质的训练）的高水平训练在 16～18 岁才可以开始。对于无氧耐力素质的高水平训练，女生在 16～18 岁、男生在 18～20 岁才可进行。在这一时期青少年可适度参加长跑、户外活动、骑车等体育锻炼活动，但在锻炼时应注意心率的监控，循序渐进、合理地增加运动距离和运动负荷，使耐力素质平稳发展，从而促进身体素质的全面发展。

（三）柔韧素质敏感期的体育锻炼

柔韧素质是指人体各个关节的活动幅度及肌肉、肌腱、韧带等软组织的伸展能力。关节活动幅度的大小主要取决于人体自身关节的结构，而关节的骨结构是不能被改变的，但韧带、肌腱和肌肉等软组织的伸展性通过合理的练习是可以得到提高的。柔韧素质的最佳发展阶段是 5～12 岁，其间的关节灵活性好。柔韧素质的早期练习尤为重要，对将来运动水平的提高具有不可估量的作用。15 岁以前，女生的柔韧素质明显高于男生。柔韧素质在男子 19 岁、女子 20 岁时达到最高均值，随后趋于稳定或下降。

发展柔韧素质的练习方法包括动力拉伸和静力拉伸两种方法。动力拉伸法（如弓箭步走等）是指有节奏地通过多次重复某一动作的拉伸方法。静力拉伸法（如抬腿等）是指通过缓慢的动力拉伸，将肌肉、肌腱、韧带等软组织拉长，并停留一定时间的练习方法。这两种方法均可采用主动拉伸（如下叉等）和被动拉伸（如两人相互压肩等）方式。在练习过程中，通常是把这四种拉伸练习法结合起来运用。另外，在柔韧性练习过程中一定要注意外界的温度和练习时间。外界温度过低时，应做好热身活动以免肌肉拉伤。结束前的整理活动可以帮助肌肉恢复到放松状态；拉伸可以使肌肉组织的温度升高，有效地增加关节的灵活度，减少因为练习产生的肌肉酸痛等不适。发展柔韧素质应注意与发展肌肉力量的相互关系，柔韧练习结合力量练习对肌肉力量的提高很有效。

（四）灵敏素质敏感期的体育锻炼

灵敏素质是指人体在各种突然变化的条件下，能够迅速、准确、协调、灵活地完成动作的能力，其特征是迅速响应外界刺激，迅速改变方向，是人各种运动技能和身体素质在运动中的综合表现。可以通过锻炼，改善和提高青少年各感受器官功能，重点培养青少年掌握动作的能力、反应能力、平衡能力，来增强灵敏素质。在对抗性体育活动中（如篮球、足球等），灵敏能力是非常重要的。良好的灵敏性不但有助于青少年更快、更多、更准确、更协调地掌握技术和练习手段，使已有的身体素质充分有效地运用到实践中去，而且可以防止伤害事故的发生。

7～14 岁是发展灵敏协调能力的最佳时期，在这个时期的体育锻炼中，适当注重发展灵敏素质，可以取得较大的效果。

13～15 岁，大脑皮质和延髓的中枢神经系统已发育成熟，协调能力可能会出现发展不稳定的现象，这主要是由于心理因素及体内内分泌腺急剧变化所引起的，到了 16～19 岁青少年发育趋于结束，运动素质可得到很大改善。

（五）速度素质敏感期的体育锻炼

速度素质是指人体快速运动的能力。快速运动反映机体运动的加速度和最大速度的能力。研究表明，青少年男女速度素质敏感期的年龄不尽相同，而在出现最快速度的年龄上也存在性别差异。

速度素质敏感期内青少年的短距离运动能力快速增长，在此期间，体育锻炼中应科学地安排一些低乳酸值的间歇活动及短时间反应能力的活动，如短距离高抬腿跑后变加速跑、接力跑、交叉步跑，以及球类的体育游戏等。

第二节　男生青春期的性发育与体育锻炼

青春期是人生的第二次快速生长时期。与身体其他系统相比，生殖系统在相对短的时间内发育成熟，青少年出现显著的性别特征。

一、男生青春期发育表现概述

（一）男生青春期形态发育特点

无论是形态上，还是生理上，在青春期男生的身体将发生一系列的生理变化，见下页图。男生除身高、体重猛增外，嗓音变低变粗，皮下脂肪减少，肌肉强健有力，胡须和腋毛开始长出。这个时期男生的第二性征发育明显，例如喉结增大突出；生殖器官也逐渐成熟：长出阴毛，睾丸和阴茎增大，颜色加深；性腺发育成熟，产生精子等，并开始有遗精现象。

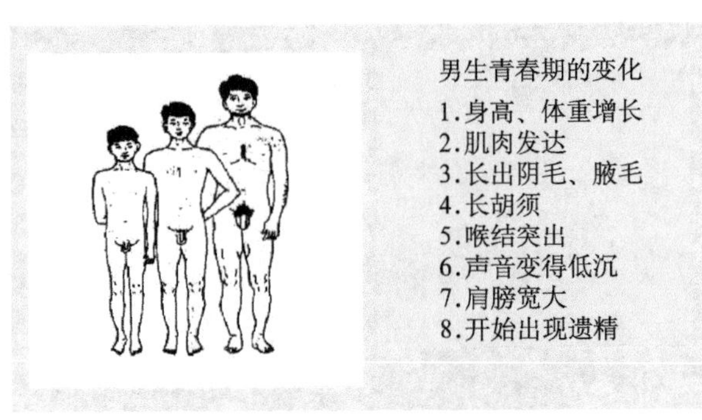

男生外形变化与第二性征的发展

根据所在的部位不同，可以将生殖器分为内生殖器和外生殖器两部分，功能是繁殖后代，分泌性激素，维持副性征。男性内生殖器包括生殖腺（睾丸）、输精管道（附睾、输精管、射精管和尿道）和附属腺（精囊腺、前列腺、尿道球腺）。男性外生殖器包括阴囊和阴茎。男生性成熟要晚于女生，男生首次遗精约出现在12～18岁，平均年龄约为14～15岁。在青春期，男生的生殖系统才真正发育成熟。青春期男生发育分期及表现见下表。

男生第二性征发育的Tanner分期

Tanner分期	外生殖器发育	阴毛发育
Ⅰ期	青春期前，睾丸、阴囊、阴茎仍是儿童早期的大小和比例	无阴毛
Ⅱ期	阴囊和睾丸增大，阴囊皮肤变红，纹理改变，阴茎无变化或者变化很小	阴茎根部出现少量阴毛
Ⅲ期	主要是阴茎长度增大，睾丸和阴囊进一步增大	毛色加深变长、增粗，向上扩展至耻骨联合
Ⅳ期	随着阴茎头增粗、发育，阴茎进一步增大，睾丸和阴囊继续增大，阴囊皮肤颜色加深	阴毛增多，已具有成人阴毛的特征
Ⅴ期	生殖器大小和形状已达成人水平	阴毛继续生长、变厚、扩展至股内侧部，分布为菱形

（二）男生青春期内分泌变化和调控机制

青春期发生的一系列的形态、功能、内分泌及心理、智力和行为的变化，是受人体内分泌腺活动的影响。

在青春期之前，性腺缓慢地随着身体生长而成比例地增大，只会分泌少量的性激素。男生进入青春期后，下丘脑的促性腺释放素分泌增加，使腺垂体分泌促性腺激素增加，男生的睾丸发育成熟，产生精子，发生首次遗精。同时，睾丸分泌性激素（主要为睾酮）及少量雌激素，这些激素与男生生长发育密切相关。睾酮具有很强的蛋白质合成作用，能促进生长和骨发育，且能促进生长激素的分泌。生长激素可加速骨的生长，特别是对上下肢中的长骨作用更显著，由于长骨加长，身高也就增长了。可以说，睾酮和生长激素协同作用的结果完成了青春期的生长加速过程。除此以外，促肾上腺皮质激素能促进肾上腺皮质激素的分泌；促甲状腺素有促进甲状腺分泌甲状腺素的功能；甲状腺素和肾上腺皮质激素都有促进人体新陈代谢的作用。在以上多种激素的协同作用下，引起男生青春期一系列生长发育特征的出现。

二、男生青春期的发育异常

（一）身高和体重发育异常

如果青春期不注意饮食健康，如过量摄入高热量的快餐食品、经常进行静态活动使身体活动减少，就会导致总能量摄入超过总能量消耗，影响青少年的身高，并且会增加超重和肥胖等问题的发生率。

（二）性早熟

性早熟指青春期的发育过早发生。在低于正常青春期启动平均年龄2个标准差时，出现任何第二性征发育，均称为性早熟。一般男生在9岁前出现青春期发育，才定为性早熟，可分为真性（又称中枢性、完全性）和假性（又称周围性、不完全性）两类。真性性早熟是由下丘脑–垂体–性腺轴过早启动，使青春期发育提前出现，其表现与正常的发育期相同，第二性征与遗传性别一致，能产生精子，有生育能力。假性性早熟是由下丘脑–垂体–性腺轴以外的因素引起性激素增多，表现为只有第二性征发育，而无生殖细胞同步成熟，无生育能力。

（三）青春期发育延迟

一般认为青春期与性发育的开始年龄落后于一般正常儿童平均年龄的2.5个标准差以上，即可视为青春期发育延迟。常见的原因有体质性青春期发育延迟、全身性疾患或营养不良所致的青春期不发育和性腺发育不全症等。全身性疾患或营养不良的，在原发疾患得到纠正、营养获得改善后，应该出现正常的青春发育。性腺发育不全症的，表现为青春期无发育，其病因多为下丘脑–垂体–性腺轴的器质性疾患。男生青春期性发育延迟的诊断标准见下表。

男生青春期性发育延迟的诊断标准

参考文献	诊断标准
Marshall/Tanner（1969，1970）	II期（即睾丸开始增大）晚于13.6岁或由II期进展到V期明显延迟
Prader（1975）	13.9岁左右时睾丸体积小于4毫升
Root（1973）	13.5岁尚无睾丸增大或5年内不能完成青春期发育成熟
Deuhursh/Knocr（1980，1982）	16岁不出现第二性征发育

第三节　女生青春期的性发育与体育锻炼

一、女生青春期发育表现概述

（一）女生青春期形态发育特点

一般情况下，女生青春期的开始时间要比男生早2年左右。女生从乳房开始发育到月经初潮，大约需2～3年。其间腋毛、阴毛长出，骨盆变大，全身皮下脂肪增多（尤其胸部、肩部等），形成女性丰满的体态。

1. 女生青春期形态发育特点

女生身高增长的开始时间早于乳房发育，身高平均每年增长8厘米，甚者达10～13厘米。同时，体重也相应增加5～6千克左右。女生月经初潮后继续长高的潜能有限，生长速度开始下降，一般每年只有3～5厘米。女子肌肉含量要比男子肌

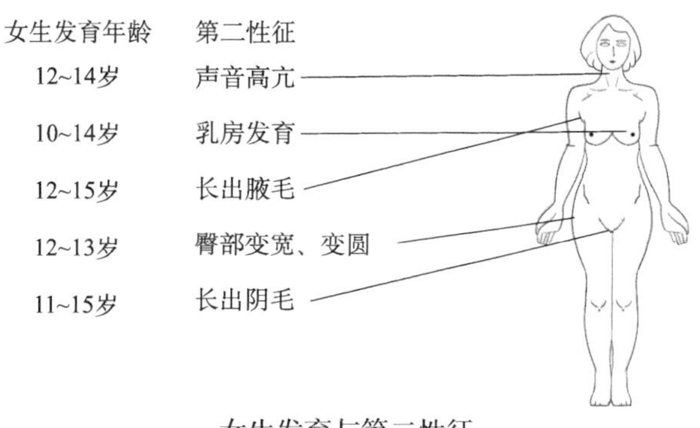

女生发育与第二性征

肉少约40%，而且女子肌肉中含水和脂肪多，含糖量少。女子的下肢较短，躯干相对较长；骨盆宽大，身体重心偏低，肩窄，胸廓小。

女生的第二性征逐渐发育通常是在11岁以后（范围为9～12岁），主要表现在双侧乳房开始隆起，乳头逐渐增大，色素逐渐加深；外阴及腋窝部分别开始出现阴毛及腋毛。女生的第二性征从开始出现至发育完成大约需4年时间，女生平均在11～13岁月经首次来潮，被称为初潮，出现排卵现象以后才具备生育能力。

女生第二性征的发育情况（8～17岁）

年龄（岁）	发育情况
8～9	乳房开始发育
10～11	乳房进一步发育，阴毛开始生长
11～12	内外生殖器官发育，阴道分泌物增多，乳房进一步发育，阴毛增多
12～13	乳头色素沉着，月经初潮
13～14	排卵
14～15	痤疮，声音变调
16～17	骨骼发育逐渐停止

2. 女生性发育特点

首先是性的发育，包括性腺（卵巢）、内外生殖器官和第二性征的发育。女性生殖器由内生殖器（卵巢、输卵管、子宫、子宫颈及阴道）和外生殖器（阴唇、阴蒂、阴道前庭等）组成。此外，女性还有一个很重要的器官——乳房。乳房对人类繁殖具有重要作用，是女性重要的哺乳器官。随着内外生殖器官的发育，阴毛、腋毛长出，乳房增大，臀部变宽等。

女生第二性征发育的Tanner分期

Tanner分期	乳房发育	阴毛发育
Ⅰ期	幼儿期，乳房平坦	无阴毛
Ⅱ期	乳房开始隆起，呈芽孢状，可触及乳腺腺状体，乳晕略增大	大阴唇出现少量阴毛，色较浅
Ⅲ期	乳房和乳晕进一步增大，在同一丘面，乳晕色素加深，乳头增大	毛色加深、增粗、变长伴卷曲向上扩展至耻骨联合
Ⅳ期	乳房和乳晕继续增大，乳晕在乳房上形成第二个隆起，乳头更加增大	阴毛增多，已具有成人的特征，但分布限于阴阜
Ⅴ期	乳房发育完成，乳晕的第二个隆起消失	阴毛特征和量达到成人水平，倒三角分布，至大腿上部

子宫内膜脱落、发生阴道流血现象称为月经。月经是女生青春期的一个重要特征，每次月经持续的时间称为月经期，一般持续2～7天。每次月经的出血量为20～100毫升。出血的第1日为月经周期的开始，两次月经第1日的间隔时间为一个月经周期，约为28天，提前或延后7天左右，亦属正常。这是由于女生在性成熟后，在卵巢激素周期性分泌的影响下，子宫内膜发生的脱落、出血、修复和增生的周期性变化。

月经周期的长短及其生理特点有较大的个体差异，但其生理过程机制是一致的。根据子宫内膜在一个月经周期中的变化特点，一个月经周期可分为月经后期（也成为卵泡期、增生期）、月经前期（也称黄体期、分泌期）以及月经期三个时期。

女子月经周期的生理变化

月经周期时相	时间	生理特征	生理机制
月经后期	第4～14天	子宫内膜增殖	在雌激素的作用下完成
月经前期	第14～28天	子宫内膜进一步增厚，腺体出现分泌	在雌激素与孕激素的双重作用下完成
月经期	第1～4天	子宫内膜出现脱落	若未受孕，黄体退化，雌激素与孕激素下降

（二）女生青春期发育的内分泌变化和调控机制

1. 影响女生青春期发育的激素

女生进入青春发育期后，性征的发育、身体的增长和各器官功能的完善成熟，受内分泌系统支配。脑垂体分泌的促性腺激素（黄体生成激素和卵泡刺激素）促使卵巢发育长大，卵泡成熟。脑垂体分泌的生长激素、肾上腺与卵巢分泌的性激素、甲状腺分泌的甲状腺激素等，都能促进骨骼的发育成熟和身高的增长，具有独特而又相互配合的作用。

2. 女生青春期发育的神经–内分泌机制

月经周期的调节主要涉及神经内分泌系统，即下丘脑–垂体–性腺轴，其主要功能是控制女性发育、维持正常月经和性功能。

二、女生青春期的发育异常

（一）身高和体重发育异常

青春期女生的身高增高，体重增长，当过量摄入高热量的快餐食品、不经常进行体育活动时，就会导致总能量摄入超过总能量消耗，增加超重和肥胖等问题的发生率。

（二）性早熟

女生的性征发育有着较明显的时间性和次序。女生如果 8 岁前乳房发育，或 9 岁前月经来潮，则为性早熟；16 岁以后开始发育，则为青春发育延迟；18 岁以后乳房依然没有发育，可能为性发育不全。以上这些情况都属于发育异常。无论是特发性的性早熟，脑部病变引起的真性性早熟，误服含雌激素的药物、食物及卵巢肿瘤所致的假性性早熟，还是由于先天性疾患以及对促性腺激素延迟的卵巢功能低下等，都必须及时到医院查治。

（三）女生青春期性发育延迟

引起女生青春期发育延迟的病因很多，例如体质性或家族性因素，下丘脑、垂体和性腺疾病，内分泌疾病，染色体异常，全身慢性或消耗性疾病，以及营养不良，精神和心理障碍等。女生青春期性发育延迟的诊断标准见下表。

女生青春期性发育延迟的诊断标准

参考文献	诊断标准
Marshall/Tanner（1969，1970）	B2 期（乳腺发育）晚于 13.4 岁出现或 5 年内不能由 B2 期进展到月经初潮
Prader（1975）	13.4 岁尚无乳腺发育
Root（1973）	13 岁尚无乳腺发育或由乳腺开始发育进展到月经初潮的时间大于 5 年
Deuhurst/Knocr（1980，1982）	15 岁不出现第二性征发育

根据病因特点，可将女生青春期发育延迟分为 3 类。

1）体质性（特发性）青春期发育延迟；

2）低促性腺激素性青春期发育延迟；

3）高促性腺激素性青春期延迟。下丘脑、垂体的病变所致者多为低促性腺激素性（血卵泡刺激素、促黄体生成素降低）青春期发育延迟，而累及生殖腺的病变所致者多为高促性腺激素性（血卵泡刺激素、促黄体生成素增高）青春期发育延迟。

三、青春期月经周期的异常与体育锻炼

（一）运动性月经失调与运动性闭经

运动性月经失调是女性运动员因超负荷训练导致过度疲劳

而出现的一种常见疾病。主要表现为月经初潮推迟、月经周期过长或过短（黄体功能不全）、月经量过少、甚至闭经等。运动性月经失调是女运动员普遍存在的问题，其原因复杂，主要与体质量体脂降低、热量摄入不足所导致的能量负平衡及长时间大运动量的训练有关。

运动性闭经是运动性月经失调中最为严重的一种。运动性闭经的女运动员血中的雌二醇水平相当于绝经女性的水平，这将影响其骨健康、脂代谢、骨骼肌代谢。国际奥委会将运动性闭经定义为一年中月经周期少于一次，即仅有一次或没有。最常见的原因是促性腺激素的分泌减少。与运动训练有关的月经失调程度与促性腺激素释放激素分泌不足的严重程度和雌激素低下程度有关。

（二）青春期闭经

青春期闭经分为原发性闭经和继发性闭经两种，其发生率在 0.5%～3%。青春期闭经有其独有的原因。首先，应该警惕先天性子宫发育不良，如年满 14 岁，月经仍未来潮，无乳房发育；有先天性生殖器发育异常，例如先天性子宫发育不良或无子宫、先天性无阴道、处女膜闭锁等，都会造成青春期闭经。较为常见的卵巢性闭经多为继发性闭经，还伴有肥胖、多毛、痤疮等体征。此外，学习紧张、精神压力过大或体育运动剧烈等也会导致闭经。

过度减肥也会引起闭经。盲目节食的减肥方法很容易打乱机体内分泌的调节功能，引起月经紊乱，甚至导致闭经，尤其是当体重低于标准值的 15% 时，就可能发生闭经。

（三）月经周期的体育锻炼

月经期是月经周期一个阶段。在这一时期，子宫内膜脱落出血，会有轻度的下腹部坠胀、腰酸、乳房发胀或肠胃不适（如恶心、腹泻）等现象，属于正常反应。关于女性月经周期对运动能力的影响，有学者提出主要倾向于女性机体所能达到的最大工作负荷在黄体期达到最大，工作时间也最长；其次是在卵泡期和排卵期，而在月经期的前几天和月经期间运动能力最差。此外，月经来潮对不同运动项目的影响不完全一样。对短跑女运动员的工作能力影响较小，而对耐力运动员的工作能力影响较大。排球、篮球和体操女运动员在月经期中的工作能力通常低于正常。但也有报道提出，在黄体期前臂肌肉的等长力量、耐力、最大收缩力量都较低。

身体健康、月经正常的女生在月经期参加健身运动是有益的。运动可以促进体内新陈代谢，改善盆腔血液循环，减轻盆腔充血和腹部下坠发胀的不适感觉。此外，运动时腹肌、盆底肌的收缩与舒张交替进行，对子宫能起到一定的按摩作用，有利于促进经血的排出。月经期女生情绪往往容易激动、烦躁，适当参加体育活动，可以调节大脑皮质的兴奋和抑制过程，改善人的情绪。

月经期的健身运动应避免快速奔跑、跳跃、较大负重的力量练习和腹压增大的练习。运动强度不宜过大，持续时间不宜过长，要掌握好运动量。对于初潮不久的女生和没有经期运动史的女生而言，更要循序渐进，逐步适应。月经期子宫口开放，子宫内膜有创口出血，不宜游泳。对于经期有明显腰酸背痛、痛经、月经紊乱等现象的女生来说，应暂时停止体育锻炼。女生要安全、平稳地度过青春期，除坚持适当的体育锻炼和注意营养卫生外，还要注意保持心情愉快、精神舒畅；要热爱生活，养成宽广的胸怀和乐观的性格。

第四章

青春期的心理发育与体育锻炼

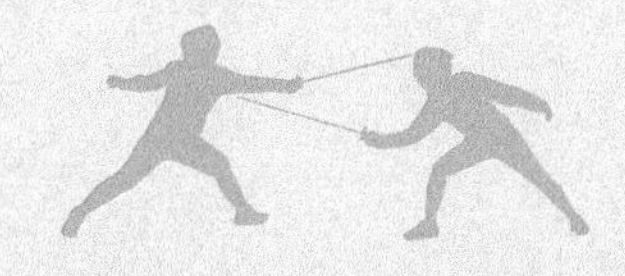

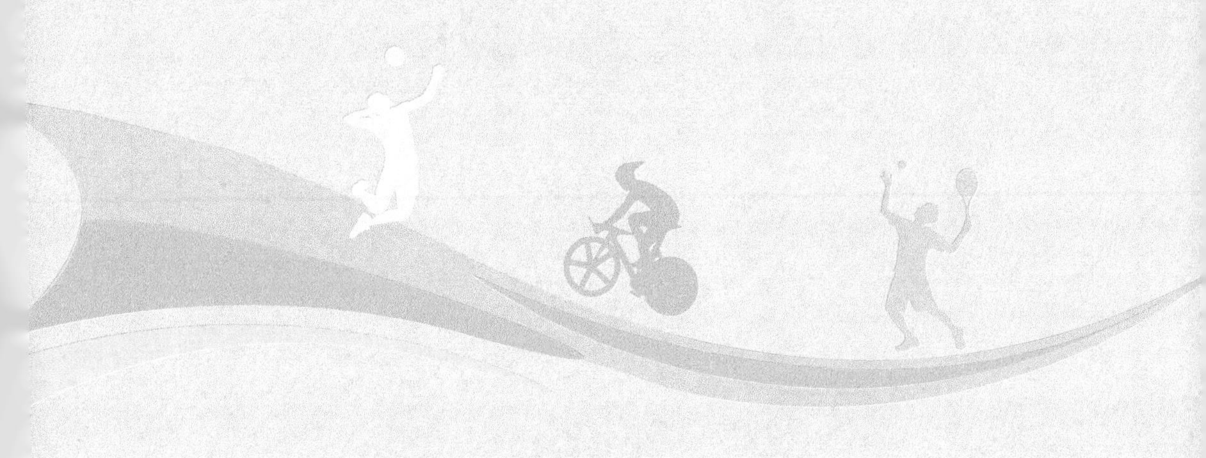

青春期是每一个人成长过程中的重要阶段，对青少年的健康成长有重要影响。体育锻炼对心理健康有良好的影响。轻松活泼的体育活动，可以为青少年营造轻松自由的成长空间，不但能开发青少年的创新能力，而且能培养其独立的思考能力。参加体育运动，确实能让青少年的心智变得更加成熟。

第一节　青春期的心理发育特点

青春期是人一生中发育变化较大的阶段，也是个体生长发育的关键阶段。男女生以性别为标志的身体特征变化虽存在差异，但其共性是机体的骨骼、肌肉、内脏等器官生长发育加速，体形及四肢、颈部生长突增，趋向完善，体格迅速发育成熟。此外，青春期男女生的心理和行为变化极大，认知发育特点是抽象思维占主导地位，分析问题、解决问题的能力增强；逻辑推理能力加强，归纳、演绎、推理能力加强，能解决更多相关问题；成人感和独立意向发展，有逆反心理和一些叛逆行为；性发育成熟与性心理幼稚的矛盾；勇敢、好强与怯懦、自卑的矛盾。

一、青春期的认知发育

青春期青少年的认知能力飞速发展，既有量变，又有质变。量变主要体现为知觉、记忆、注意等认知能力的改善和提高，能更有效地完成学习任务；质变表现为抽象思维、推理能力的快速发展，能运用抽象、形式逻辑的归纳或演绎方式去思考、解决问题，发现事件的多样性，采用系统的方法提出假设并试验各种可能的解决办法。

（一）青春期认知发育的特点

按照皮亚杰关于个体认知能力发育的阶段理论，12～15岁已到达“形式运算”阶段，是认知发育的最高水平。然而许多心理学家发现，个体的思维发育在15岁左右并没有停止，而是进一步发育，逐步达到认知的成熟水平——辩证运算。此时，思维变成一种无矛盾的形式，青少年能意识到矛盾的相对性，从而在辩证的整体中整合矛盾。青少年的认知发育有以下几个特点。

1. 抽象思维

抽象思维占主导地位。青少年能运用抽象思维来突破心理运算的界限，不再受具体事物限制，思维范围扩大，能分析抽象的政治、哲学现象，理解各种抽象的概念，如自由、正义和博爱等，由此获得更多增长新知识的机会；能摆脱现实和知觉局限性，从而带着较少的限制、束缚进入虚拟世界；解决问题时，不再直接抓结果，而是通过逻辑推理提出一连串的假定和新设想，并利用逻辑分析或实验证明的方法展开验证，最后确定事实。

2. 逻辑思维

逻辑推理能力增强。归纳和演绎是逻辑推理的主要形式，推理能力的加强意味着超越具体内容，把同样的逻辑过程运用于对相近问题的处理和解决上，从而具备解决更多相关问题的能力。青少年的归纳、演绎、推理能力发展不平衡，归纳能力一般高于后两者。

3. 自我中心特征

以自我为中心。青春期青少年大多认为自己备受瞩目、自己是独一无二的；对自己的智慧和能力、自己的情绪体验充满信心。这些想法会促使青少年去冒险。而且，这种理想主义的主观世界与客观现实的矛盾常触发青少年与家庭、社会之间的冲突。只有当青少年的自我意识发育成熟，能正确评价自我，才能摆脱自我中心思维的局限性，发展辩证思维的能力。

（二）青春期的自我意识发育

伴随着抽象思维能力的提高、生理的巨变及日益广泛的社会接触，青少年进行自我探索的意识不断增强。“我是一个怎样的人？”“如果我死了，会发生什么事？”“别人喜欢我吗？”“我该怎样做才对？”……这些问题常困扰着他们。随着探索和认识的深入，其自我意识迅速发展。

青少年青春期自我意识的发育有以下特征。

1. 成人感和独立意向发展

由于抽象思维的发展，青少年超越现实的想象并为自己构建起一个完美的世界，因而他们往往无法忍受现实生活中的缺点和错误，变得好批评和吹毛求疵。这种理想化思想与成人的思想往往形成了“代沟”，易导致青少年与家长、教师之间的矛盾冲突。随着成人感的产生，青少年希望别人把他们当作成人看待，希望得到别人的尊重，并享受与成人同样的权利。若此时父母仍把他们当小孩看待，会引发他们的不满情绪，认为这是对自己的束缚和监视。青少年的独立愿望日益高涨，有时会故意反抗、疏远父母。

2. 自我的分化

自我有两种：一种是指作为行动者、观察者的主观自我，主观自我包含理想化的自我，它可以是现实的，也可以是一种幻想；另一种是被观察或作为自我认识对象的客观自我。随着青少年自我探索的深入，两种自我由最初的混沌状态逐渐分化。自我的分化使青少年更深刻地认识自己，并试图按自己的愿望来塑造、统一自己。

3. 自我意识逐步成熟

随着身心的急剧变化，青少年的自我意识变得强烈而敏感。最初，他们对自己的评价易出现两个极端：过低或过高估价自我，并反感别人的批评。这使他们关注自己的仪表和行为举止，竭力避免各种形式的尴尬，不耐受来自家长、老师的批评和指责。随着自我探索的深入，他们关注的焦点逐渐转向自己的内心世界和个性成长，对自我的认识由表及里日益深化。青少年自我意识的成熟还表现为自我评价（对自己能力和行为的客观评价，是自我调节的重要机制）能力的提高。此时，他们一方面提高了自我评价的客观性；另一方面，也学会了不完全排斥他人意见，能更认真、辩证地倾听这些意见。自我评价从片面性向全面性发展，这使他们不仅注重外表，更能独立评价自己的内心品质、行为动机及效果。评价的稳定性也不断加强，他们不会因偶然的成功而洋洋自得，也不会因偶尔的失败而全盘否定自己，从而逐步实现了主客观的辩证统一。

4. 自我同一性状态的发育

自我同一性是个体对自己的本质、信仰、发展趋向的一种满意的、一致的意识，即关于“我是谁”的认识。虽然自我同一性的形成贯穿终身，但因青春期生理和心理的巨变，加之面临众多的社会义务和对未来的生活选择，青少年易出现自我同一性危机。人生每个阶段都会面临因自身需要和所处的社会环境间的矛盾冲突所导致的危机。人格的发育过程就是危机的不断解决、不断转化的过程。顺利解决矛盾，青少年就能形成积极品质，有助于增强自我、适应环境；否则将形成消极品质，削弱自我、阻碍对环境的适应。

因年龄、能力、经历、背景等因素，青少年可能处于以下四种不同类型的自我同一性状态：①同一性混乱（角色混乱）：迷失人生目标，所作所为与自己的应有角色不符，难以承担自己的社会责任。②同一性暂停或延缓：已对自我同一性问题进行过探索，但未得到满意的解答，故暂时用回避的方式来继续探索，试图再经过一段时间的探索和试验来认识自己。③同一性提前闭合：对自己的评价大多建立在别人认可的基础上，对自我的思考肤浅、刻板，过早地将自我意象固定化，从而阻碍了自我发展的其他可能性。④同一性成就：已完成对价值观和各种生活选择及自我评价，并对自己的选择感到满意。虽然某些生活事件（如失学、失业、失恋）可能打破同一性，使青少年再次面临危机，但毕竟曾完成过同一性建构，故经历困难、挫折后，青少年可再回到原来的成就状态。自我同一性还有一种极端情形，即“自我同一性过剩”，即埃里克森所称的“狂热主义”，指过分卷入特定的团体或角色，绝非排他，坚信自己选择的方式是唯一的方式。这些人将自己的信念和生活方式强加于人，而不考虑他人的感受。该状态导致青少年自我中心、个人崇拜、狂热主义等不良社会态度的产生。

（三）青春期心理发育的矛盾性

进入青春期以后，因生理发育迅速，而心理发育相对缓慢，青少年身心发展处于非平衡状态。他们渴望进入成人世界，这使青少年对人生的态度、人生观、价值观、情绪和情感的表达方式、行为的内容和方向都发生了明显的变化。但由于青少年知识积累及社会经验相对不足，思维还较片面和欠深刻，还存在自我中心、情绪和行为控制能力差、冲动偏激、感情脆弱、意志力薄弱等缺点，青少年的心理活动往往处在矛盾、冲突之中。

1. 独立自主性与被动依赖性的矛盾

随着自我意识的觉醒，青少年产生强烈的独立意识，他们不愿顺从，遇事喜欢自己做主，不愿受到约束和限制，因此会处于和成人相抵触的情绪状态中。然而，他们的内心并没有完全摆脱对父母的依赖，因欠缺解决问题和承受压力的能力，他们需要成年人的帮助和指导；面对挫折和压力时，他们渴望得到精神上的理解、支持和保护。这种独立自主的要求和现实上的被动依赖给青少年带来心理困扰。正确处理这种矛盾对青少年的自尊心、自信心的建立会有着重要意义。

2. 思维的独立性、批判性、创造性与看待问题的片面、主观、偏激的矛盾

青少年的思维虽然已经以抽象逻辑思维为主要形式，但其水平还比较低，其思维还处于从经验型向理论型的过渡时期。虽然青少年喜欢独立思考，喜欢争论，不墨守成规，但由于缺乏社会经验，知识储备不足，他们思考问题时往往表现得有些单纯幼稚，因而分析问题、处理问题时仍存在片面性和表面性，缺乏辨别是非的能力，易受不正确、不健康思想观念的影响。

3. 闭锁性与社交欲望强烈的矛盾

随着独立性和自尊心的发展，青少年内在的心理活动变得丰富，但却越来越不愿坦露自己的内心世界，加之对成人的抵触和不信任情绪，加深了这种闭锁性的程度。同时，他们因此感到孤独和寂寞，希望有人关心理解他们，渴望有推心置腹的知心朋友，对社会交往的需求强烈。青少年如果解决得好这种

闭锁心理与强烈交往需要的矛盾，就会形成正向积极的情感体验，使成功感和自尊心增强，有助于形成和发展积极的个性品质；反之，则会影响个性的健康发展。

4. 性发育成熟与性心理幼稚的矛盾

性发育逐渐成熟，使青少年的性意识迅速觉醒。对异性从最初的好奇，转变为一种朦胧的眷恋、向往和神秘感，但他们又无法公开表现对性的这种渴望和兴趣。此时，男女双方虽表面上互相回避和疏远，实际却在敏锐地注意着对方的举止言行和身体变化；虽在异性面前拘谨、羞涩，却常用爱美、出风头、冒险行为，甚至恶作剧来招引异性的注意。他们开始特别喜欢在学习的闲暇时间，用美术、摄影、音乐、舞蹈、观看电影、文艺作品等兴趣活动来陶冶自己的情操。此时，也常出现“纸条式恋爱”和“狂热初恋”，带有鲜明的好奇、模仿成分，他们认为自己对爱情是认真的、严肃的，而他们对真正的爱情及其包含的社会责任和义务却知之甚少。他们对自己的性生理现象还没有充分的了解，对初潮或遗精等现象带来的问题以及对性的兴趣、好奇与欲望不知如何处理，若得不到正确的指导，会产生许多无以名状的困惑、烦恼、孤独和苦闷。

5. 勇敢、好强与怯懦、自卑的矛盾

青少年能表现出很强的勇敢精神，是因为他们的思想很少受到条条框框的限制和束缚，顾虑较少。但因缺乏经验，他们有时在公众场合常表现得不够坦然和从容。青少年因不能准确地评价自己，自信程度不够，会因偶然的成功而沾沾自喜，又会因偶然的失败陷入极度的自卑情绪。

二、体育锻炼促进青少年青春期的心理发育

（一）体育锻炼促进心理发育的生理基础

人脑中大约有140亿个脑细胞，脑细胞的氧气和营养供应决定其接受刺激后传递信息的效能。人脑的重量只占体重的1/40左右，但供给脑部的血液却占心脏排出量的1/4，耗氧量占全身的1/5。因此，氧气和营养供给情况，直接决定大脑的工作状态、理解力、记忆力。

（二）体育锻炼促进青少年认知过程的发展

复杂的运动能促进青少年感觉和知觉能力的发展。运动要求人敏锐地观察瞬息多变的临场环境，并对外界物体做出反应和直觉判断，例如对球、器械等做出迅速准确的感知和判断。球类运动可以提高青少年大脑的判断力和注意力，无论是大球还是小球，受力时球体处于移动状态，打球时青少年要用眼睛盯住球的方向，并将信息传递给大脑判断球的走向，经过大脑计算和调整发出指令的同时还要传向负责调节肌肉精细动作的小脑，由大脑、小脑协同控制完成击球或接球动作。在这个过程中，青少年能快速感知、协调自己的身体动作以保证动作的完成，使青少年变得更加敏锐、灵活，这对提高观察、注意、思维、想象、记忆等能力都有十分明显的作用。

比赛场上，成功与失败、进取与挫折共存，欢乐与痛苦、忧伤与欣喜交织，体育活动可以为青少年提供强烈、深刻的感情体验；同伴与对手的感情表现相互感染、相互融合。这种丰富的情感体验有利于青少年情感的成熟和自我调节能力的提高。体育运动能发展青少年的身体活动能力、协调能力、操作思维能力、知觉思维能力、应激能力等，能磨炼青少年

的意志，使他们变得坚强、刚毅、开朗、乐观；同时，使他们学会在与对手的交锋中遵守规则、尊重裁判、尊重对手，有效地促进个人的社会化进程。由此，青少年学会控制自己的需要和动机，学会延缓需要的满足，学会解决矛盾，从而使自己的个性趋于成熟。

（三）体育锻炼与长期心理健康效应

1. 体育锻炼产生心理效益的假说

心理效益是人们在从事某项事情时所获得的有利于心理健康发展的内在体验或心理活动。体育锻炼的心理效益分为短期心理效益和长期心理效益。短期心理效益指单次体育活动在较短时间内对个体的心理状态的不稳定的影响。短期心理效益最主要体现在情绪改善上，如改善心境状态，焦虑水平下降，减少应激和紧张，体验良好情绪。长期心理效益指长期系统参加体育活动对个体的一些稳定心理特质的影响。体育锻炼对心理效益的影响机制可以从生物学角度和心理学角度来说明。

（1）生物学理论假说

该假说包括心血管假说、单胺假说、内啡肽假说。随着活动频率的增加、运动水平的提高，体内血清素、去甲肾上腺素的分泌逐渐增多，内啡肽的释放逐渐增多。高浓度的血清素、去甲肾上腺素，会使人维持积极愉快的心境状态；高浓度的内啡肽，也促使人愉快和减少疼痛；积极的思维和情感的增强，又能抵抗消极心境的出现；心血管功能的增强，又有利于维持健康的心理状态。因此，积极的思维和情感逐渐增强，心血管系统的功能逐渐增强。

（2）心理学理论假说

该假说包括认知行为假说、社会交互作用假说、分散注意力假说。班杜拉认为，人完成一项自己认为较为困难的任务后，会感觉自我效能感提高。对于没有锻炼习惯的人来说，如果养成锻炼的习惯，就能体会到一种成功感和自我效能感的提高。这种感受有助于打破与抑郁、焦虑和其他消极心境状态相关联的恶性循环。社会交互作用假说的基本前提是，人在身体活动中和与朋友、同事等进行的社会交往一样都是令人愉快的，都能促进心理健康。单独进行身体活动或者在家内进行身体活动可能比集体健身活动降低抑郁的作用小，而青少年进行的体育活动大部分是集体活动。分散注意力假说的基本前提是，身体活动给人们提供了一个机会，使他们能够分散对自己的忧虑和挫折的注意力。例如，慢跑、游泳等运动能使人们锻炼时进入自由联想状态。在单调重复性的技术动作中，通过冥想、思考等思维活动，能促进思维的调节和脑力的恢复。

2. 体育锻炼促进青少年自尊健康发展

身体健康是心理健康的基础。情绪状态是衡量体育锻炼对心理健康影响的最主要指标。青少年心理健康的标准大致应包括以下几个方面的内容：①正常的智力发展水平；②能保持完整统一的人格；③恰当的自我认识能力和评价能力；④能对学习保持较浓的兴趣与求知欲望；⑤能协调与控制情绪，心情良好；⑥能保持良好的环境适应能力；⑦能保持和谐的人际关系；⑧心理行为符合年龄特征。

自尊是青少年自我系统发展的核心成分之一，其发展状况与青少年的心理健康直接相关，并且对他们的人格发展也具有极其重要的影响。格拉伯曾对 27 项关于体育锻炼与青少年自尊或性格维度变化之间关系的实验研究进行了分析。结果表明，体育锻炼对青少年的自尊具有显著影响；并且研究发现，体育锻炼对具有情绪障碍、知觉障碍、智力落后的残疾青少年自尊的影响比对普通青少年的影响更大。青少年体育运动一般是群体活动，通过体育运动，青少年学会了公平竞争、团结协作、友好交往等良好的交往原则。

身体自尊主要包括一个人对自己运动能力的评价、对自己身体表象的评价，以及对自己身体抵抗力和健康状况的评价。无论男女生，对身体表象的不满，会使身体自尊变低并产生不安全感和抑郁症状。有研究表明，肌肉力量与身体自尊、情绪稳定性、外向性格和自信心呈正相关，并且加强力量训练会使个体的自我概念显著增强。体育运动总是伴随着困难和竞争、对抗和胜利。经常进行这种艰苦的磨炼、顽强的拼搏，对青少年的性格会产生积极影响。

（四）体育锻炼改善青少年身心疾病的作用

当前青少年心理健康问题多种多样，主要问题包括：学习困难，考试焦虑，难以应付挫折；青春期性心理扭曲，情绪不稳定，自我失控；心理承受能力低；意志薄弱，缺乏自信，记忆力衰退，注意力不集中等不良现象。体育锻炼能使人心理机能、身体素质得到改善，并掌握一些运动技能与技巧。

体育锻炼能使有心理障碍（抑郁、焦虑等）的青少年获得心理满足，产生积极地成就感，从而增强自信心，摆脱压抑、悲观等消极情绪，并消除心理障碍。临床研究表明，慢跑、散步等中低强度的有氧运动，对治疗抑郁症和抗抑郁功效十分明显，能减轻症状，增强自尊和自信。并且有研究证实，一次性运动活动和长期的体育锻炼均能有效地降低抑郁；体育锻炼对焦虑的控制作用一般是随着对抑郁的控制作用同时产生的，但可能存在一点不同，就是无氧练习可有效地降低抑郁水平，却不能有效地降低焦虑水平，这说明：如果希望改善整体的情绪状态，可能采用有氧运动更好一些。当前，体育锻炼对心理状态和身心疾病作用的大多数研究集中在长期体育锻炼和一次性运动效果的比较上。长期体育锻炼一般在10～12个月，一次性运动是指30分钟左右的运动。体育锻炼能够提高青少年的智力水平，培养其健康情绪状态，锻炼其行动自觉性、果断性和意志力顽强性，确立其良好的自我概念，培养其自信心并促进其个性化发展。

第二节　促进青少年心理发育的锻炼方法

一、建立规律的体育锻炼习惯

影响青少年体育锻炼的主要因素包括：①青少年自身对体育锻炼的兴趣爱好；②坚持体育锻炼的毅力及动力；③对体育锻炼作用的认识程度；④受家长、身边朋友及周围社会体育健身环境的影响；⑤在学校所接受的体育知识和健身知识的积累。

建立良好体育锻炼习惯，需要青少年根据自身兴趣爱好和个性特点积极调整自己的锻炼行为和方法，并逐步发展成为个体需要的自然性和定型性的行为方式，并形成生活中不可缺少的稳定的行为定势和模式。青少年具备良好的体育锻炼意识、了解体育锻炼的作用及其对人体的影响、懂得身体锻炼的规律、掌握身体锻炼的原理和科学方法后，体育锻炼习惯就自然而然地养成了。

二、选择适合青春期体育锻炼的运动类型

青少年在学习之余的大部分时间会选择去操场跑步、在

校园的篮球场打篮球、在羽毛球场打羽毛球等，这些体育活动的活动范围有限，固定在一定的场所，也需要有比较大的场地，所以青少年的体育运动大部分会选择在学校，因此，锻炼身体的场所是有限的。其实，对于青少年来说，只要有条件，任何运动项目都可以尝试。例如，力量锻炼可以提高身体的力量水平，为健康打下坚实的基础。耐力锻炼可以提高心脏功能水平，提高肌肉长时间工作的能力。球类运动能提高协调、灵敏、反应等综合素质，全面提高体质水平。

青少年可进行趣味性较强的运动，如荡秋千、爬天梯等练习，既有趣又可以锻炼平衡能力、协调能力及勇气，锻炼时，形式要多样化，加强背部、脊柱两侧的肌肉练习；青少年心血管系统发育尚不完善，心脏容积小，心跳较快，游泳、跑步对他们的心肺功能是很好的锻炼；由于青少年灵活，神经反应快，适宜像体操、舞蹈、健身操、小球等较复杂的技术动作，以短时间、速度型练习为主；也可以增加青少年骨骼肌发育和关节韧带柔韧性的练习，使之容易形成动力定型。需要注意的是，青少年体育运动的内容和形式应做到多样化和经常变换，锻炼的持续时间应逐渐延长。

三、青春期体育锻炼强度的确定

（一）适宜青少年的运动强度

1. 极限强度运动

极限强度运动属于无氧运动，指人体持续以最大速度或最大力量进行的运动，持续时间约为10秒，如短跑、短距离游泳、短道速滑等周期性运动以及跳远、跨栏、举重等非周期性运动。

2. 次极限运动（亚极限运动）

次极限运动属于无氧运动，指人体快速紧张的运动，持续时间为30秒～3分钟，如400～1500米跑、100～200米游泳等周期性运动以及自由体操、散打、摔跤、武术、拳击等非周期性运动。

3. 高强度运动

高强度运动一般指人体能持续5～30分钟的紧张运动，如10000米赛跑、竞走等运动。

4. 中等强度运动

中等强度运动一般指人体持续30分钟以上的运动，如骑自行车、游泳、越野滑雪等。

5. 低强度运动

低强度运动包括太极拳、健身操、散步等。

（二）判断运动强度的方法

1. 根据代谢当量选择适度的运动强度

代谢当量（metabolic equivalent，MET，即梅脱）的大小可以表示运动强度，是表达各种活动时相对能量代谢水平和运动强度的常用指标，即指运动时代谢率对安静时代谢率的倍数。每千克体重从事1分钟活动，消耗3.5毫升的氧气，这样的运动强度为1MET［1MET=3.5毫升/（千克·分）］，如健康成年人在静坐时代谢水平约为1MET。青少年可以根据体育活动对应的梅脱值挑选适合自己的运动，健身运动的运动当量以不大于6～7个梅脱为宜。

日常生活活动对应的梅脱值

活动	MET
轻量级活动	<3
睡眠	0.9
看电视	1.0
打牌	1.5～2
写作，桌面工作，打字	1.8
步行（2.7千米/时），在平地上，以非常缓慢的速度	2.3
步行（4千米/时），散步	2.9
中等强度活动	3～6
慢速骑行（在固定自行车上，50瓦特）	3.0
步行（4.8千米/时）	3.3
柔软体操，家务	3.5
步行（5.5千米/时），中速	3.6
正常骑行（16千米/时）	4.0
乒乓球	4.5
游泳（慢速）	4.5
慢速骑行（在固定自行车上，100瓦特）	5.5
羽毛球	5.5
强度略高的活动	>6
有氧舞蹈	6
游泳（快）	7.0
较高强度的身体训练（俯卧撑、仰卧起坐、引体向上、开合跳）	8.0
慢跑（9.7千米/时）	10.2
跳绳	12.0

2. 利用心率或脉率确定运动强度

心率或脉率是评价运动强度最常使用的指标。不同的身体活动分为6个等级，且都有相应的心率或脉率。在中低强度范围内，如2～4级强度水平的身体活动或运动，心率或脉率在

80～140 次 / 分有利于健康。

3. 利用靶心率控制运动强度

一个人的最大心率等于 220 减去其年龄。因此，人在运动中有可能达到最大心率。青少年在体育运动时应将心率控制在最大心率的 60%～70%，这就是运动的靶心率。青少年适合的运动强度是中等强度，即既能达到锻炼的目的，又不会太疲劳。青少年进行健身运动时，只要感觉有点累，就说明已经达到了有氧运动的强度了。

第五章

青春期的智力发育与体育锻炼

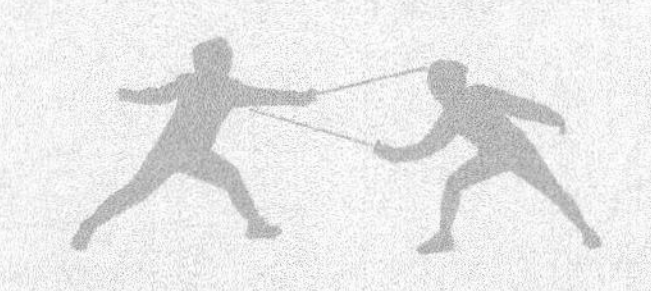

青春期是人的生理、心理迅速发展的关键时期，也是长知识、长身体的黄金阶段。良好的生理条件除了受益于父母遗传这个先天因素外，更主要的是得益于后天的积极创造，而科学的体育锻炼正是造就优质人体的重要刺激因素和主要手段。苏联教育家苏霍姆林斯基认为："儿童智力的发展，思维、记忆、想象、情感、意志在很大程度上取决于他的身体条件，孱弱消瘦、容易生病的孩子，在课堂上极易疲劳，眼神消散，动作迟缓。"良好的健康状况、饱满的精神状态和充沛的体力是青少年认识世界的重要条件。体育锻炼与智力开发相互联系，对人的全面发展具有重要意义。

第一节　青春期的智力发育

一、智力的含义

青少年尚处于学习时期，认识把握人类物质和精神财富的过程是一个漫长的学习过程，因而其智力发展也必然要经历一个从低级到高级的过程。国外关于智力含义的解读最具有代表性的有四种：①主张智力是抽象思维的能力，例如理解能力、判断能力、推理能力、创造能力。②智力是适应环境的能力，在一个全新的环境条件下，个体能够较快地做出新反应去适应周围环境。③智力是学习的能力，主张此说者认为智力是一种学习知识和技能的能力。这三种观点有各自的特点，但是它们都只是智力的一个方面。④ 20 世纪 20 年代，美国韦克斯勒给过一个与众不同的智力的含义：智力是个体有目的地行动、合理地思维和有效地处理周围环境的汇合的或整体的能力。这说明智力是一种综合能力，而不单单是思维能力或者适应环境的能力等。

二、影响青少年智力发育的因素

在智力发展的研究中，人们所持的主要有三种观点：遗传决定论、环境决定论、遗传和环境交互作用论。遗传是智力发生与发展的自然前提，脑的发育是智力发展的生理条件，社会物质生活条件是智力发展的决定性条件，教育是智力发展中的主导性因素，实践是智力发展的直接基础和源泉。良好的遗传因素和生理发育，无疑是智力正常发展的物质基础，如果没有这个条件，它将失去智力发展的自然前提。体育锻炼对智力的影响主要从提升感知能力、注意能力、记忆能力、想象能力、思维能力和改善大脑功能等来表现。

新生儿的脑细胞发育非常迅速，而每个神经细胞都与许多神经细胞相连。出生前半年至出生后 1 年是脑细胞数目增长的重要阶段，大脑皮质不断增厚，3 岁到 3 岁半大脑皮质的增厚达到高峰，该时期是大脑发育的关键期，以后脑细胞的数量不再增加，而是细胞体积的增大和功能的复杂化，到 7 岁左右脑重量基本接近成人。在青少年及成年期，个体神经系统的发育主要是生理功能的不断完善和提高。

首先，青少年的智力发育特点主要表现在抽象逻辑思维的不同。青少年的抽象逻辑思维是一种通过假设进行的形式的、反省的思维。这种思维主要表现在五个方面：①通过假设进行思维；②思维具有预设性；③思维形式化，逐渐进入皮亚杰所提出的形式运算思维；④思维活动中自我意识或监控能力的明显化，即所谓的“元认知”明显化；⑤思维能跳出旧框框，追求新颖的、独特的因素，追求个人的色彩、系统性和结构性。青少年的这种抽象逻辑思维的发展存在关键期和成熟期。

在中学阶段，抽象逻辑思维已占主导地位。初中时的抽象逻辑思维多表现为经验型水平，即需要具体的经验支持。而高中阶段抽象逻辑思维多表现为理论型，即用理论指导去获取具体知识的过程。但由经验型转化为理论型并不是以初高中为分界线，而是在初中二年级时初步完成这种转化。初中二年级明显表现出飞跃、突变和两极分化，高中二年级则趋于稳定。

其次，青少年的智力发展存在着不平衡性，这种不平衡性就反映出智力发展过程中的个体差异，它主要表现为个体在思维品质上的差异。

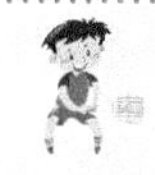

第二节 常见的益智体育活动

一、发展记忆能力和思维能力的体育活动

记忆能力受体育活动的影响，是在长期的形体活动中形成和发展起来的，体育锻炼可以提高和丰富想象力。体育活动的整个过程都离不开思维，思维能力是伴随着体育锻炼整个过程的，随着时间的推移，思维能力也在不断发展和提高。常见的适合青少年提高思维能力和记忆能力的体育活动有以下几种。

1. 围棋

围棋也称“弈棋”，起源于4000多年前的我国原始社会末期，目前围棋运动在亚洲广泛流行，具有高度的艺术性、战斗性、科学性和趣味性。围棋对弈充满着矛盾斗争，并有内在的辩证规律，变化无穷。对弈者必须高瞻远瞩，机智而勇敢，需要有较强的思维能力，做出正确的判断，善于运用科学的思维方法，辩证地处理攻与守、先与后、轻与重、虚与实，舍与取。

2. 中国象棋

中国象棋是健智性体育娱乐项目，通过复盘、背记定式等记忆训练后，可以显著提高青少年的记忆能力，培养其逻辑性思维能力，使其学会举一反三、逻辑推理和准确判断。总的来说，青少年通过下象棋能够提高智力，陶冶情操，调养身心，增进交流。

二、发展注意力和判断力的体育活动

体育活动可提高青少年的观察力。在体育教学中，青少年掌握任何一种技能都是从认识开始的，即通过教师的示范动作和技术讲解对动作进行观察，形成认识，建立动作概念，通过反复练习得到技术感觉，进而能够熟练地完成动作。体育运动技术是多种形态的，可以全面锻炼、提高青少年的观察力。体育锻炼能改善神经系统的调节功能，提高神经系统应对错综复杂的人体活动的判断能力，并及时做出协调、准确、迅速的反应；使青少年适应内外环境的变化，保持机体生命活动的正常进行。常见的可以锻炼青少年注意力和判断力的体育运动有以下几种。

1. 跳绳

跳绳对青少年身心健康和智力发展有以下诸多好处：能加快胃肠蠕动和血液循环，促进机体的新陈代谢，有利于青少年健康成长和发育；能使青少年手脚协调，机体在运动时会把信息反馈给大脑，从而刺激大脑进行积极思维；青少年跳绳时自跳自数（慢跳采用平均每分钟跳60～70次；快跳采用平均每分钟140～160次）可以提高大脑的思维灵敏度和判断力，有助于青少年体力、智力和应变能力的协调发展。

2. 踢毽子

踢毽子的方法有多种，如脚内侧踢法、膝盖踢法、脚外侧踢法、脚尖踢法、落毽法等。毽子踢起时与身体的距离不要太近或太远。一般离身体40～50厘米的位置较为适宜。青少年如果坚持每天踢毽子30分钟，一般一周左右即可踢得很好。

三、发展时空知觉感的体育活动

运动或动作绝不只是肌肉的活动，也不仅是生理性的活动，它是以肌肉活动模式为表现形式，具有一定的目标，在特定的物理与社会环境中进行，是兼具生理性、心理性、客观性与主观性的功能活动。运动体验是一种复杂的、由多种感知觉参与的综合体验，包括视觉、触觉、听觉和本体感觉等体验。专门化运动知觉是通过运动训练形成的高度分化的运动知觉。它是对某种动作技能的各个部分之间的联系，及其与有关器械或环境之间关系的整体反应。专门化运动知觉，如在长期从事周期性运动（田径等）过程中形成的“速度感”、球类运动中的“球感”、游泳运动中的“水感”等能帮助青少年辨别身体运动的速率和方向的“平衡感”。

感知觉的发展是青少年智力发展的重要标志。感知觉的发展需要有足够的感知觉刺激，这种刺激来自个体所处的环境和所从事的活动。体育活动能够为青少年提供了非常有益的刺激，使其感知觉在丰富多彩的环境刺激下发展得更准确、更敏感。

青少年在体育运动中要获得动作的美感，不仅需要培养技术层面的时空知觉，也需要培养艺术层面的时空知觉。技术层面的时空知觉的学习是首要的，如在体操、跳水、滑冰等运动项目中，每项运动连续的做完都需要有很多分动作的展示。每个动作是否做到位，是否达到标准完美的姿态，是用于评价技术层面时空知觉的好坏；而完成动作所展现出的风格、精神、面貌、给评委的知觉感又是所表现出的艺术层面的时空知觉感。

第六章

青少年健康生活习惯与体育锻炼

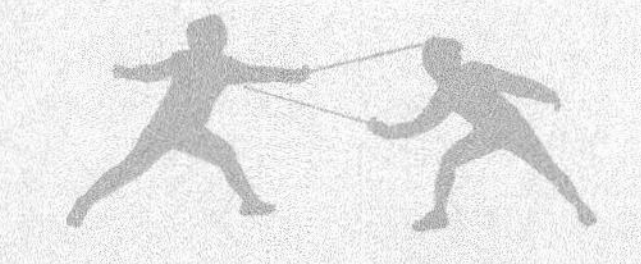

第一节　青少年的健康生活习惯

健康的生活方式一般包括：生活有规律，工作紧张而有序，劳逸结合；注意饮食卫生；规律的运动以及适宜的运动量；平时有充足的睡眠；不吸烟不喝酒；具有多种兴趣爱好。而不良的生活方式则是健康生活方式的对立面。

一、健康生活与营养

青少年时期是生长发育的高峰期，也是一生的关键时期。其营养需要的显著特点是不仅仅要维持生命活动，更重要的是还要满足其迅速生长发育的需要，能量需要也达到高峰，其所需的能量和各种营养素（尤其是能量和蛋白质、脂类、钙、锌、铁等几种营养素）的数量相对成人要多。由于青少年机体代谢率较高且活泼好动，体内储存的能量物质又较少，所以除了一日三餐外，还应该有额外的营养补充，膳食要多样化，结合中国营养学会提供的《中国居民平衡膳食宝塔（2016）》（如下页图所示）并养成不偏食不挑食的良好饮食习惯。主要原则包括：

1）以谷类为主。谷类是我国青少年能量与蛋白质的主要来源。

2）足量动物类、豆类等优质蛋白，如鱼、禽、肉、蛋等，牛奶或者豆浆。

3）保证新鲜蔬菜和水果的供给。每顿饭都能吃到新鲜的蔬菜和水果，对青少年的身体发育和健康状况都有很大帮助。

4）平衡膳食。一日三餐的食谱中应有谷类、蔬菜、水果、牛奶、豆制品、动物性食物等，养成良好的饮食习惯，通过均衡膳食获取营养。

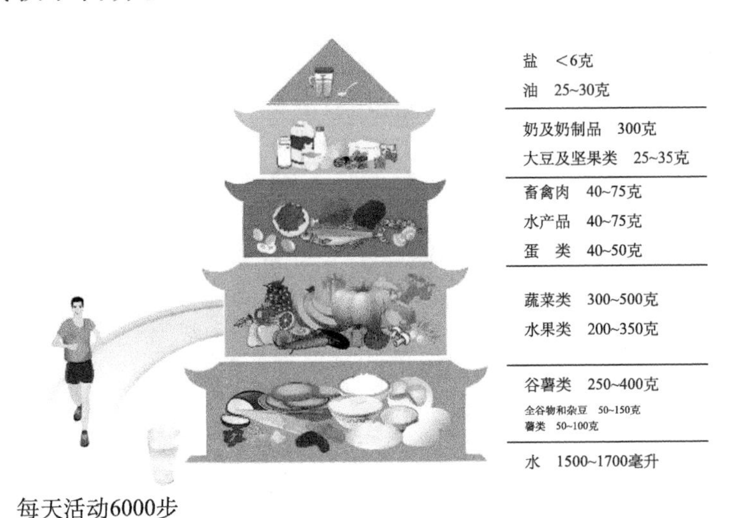

中国居民平衡膳食宝塔（2016）

二、健康生活与环境

人类生存的环境受外环境和内环境影响。身体健康与周围环境有着密切的关系，气候、地形等都会对青少年的生活习惯产生很大的影响。例如，高山缺氧条件下可以通过增加人体内红细胞数量和血红蛋白含量来提高摄氧量，以维持正常的生命活动。但是如果环境变化超出了人体生理调节范围时，则会引起人体某些功能和结构的异常或病理变化。

第二节 制订合理的健身计划

一、青少年健身计划准则

（一）多样性

青少年的健身计划应具有多样性。尝试多种运动不仅可以让青少年找到自己喜欢的运动，进一步培养运动兴趣，而且可以更好地提高其身体素质。

（二）正确的姿势

由于青少年身体还处于发育阶段，其骨骼和肌肉的承受能力比成人差，容易出现变形和拉伤的情况，因此青少年在锻炼时应保持正确的姿势，如此才能够达到良好的健身效果。

（三）多进行柔韧、灵敏性练习，适当进行力量练习

青少年不宜过早进行力量练习，如果负重过多，强度过大，很容易影响其骨骼发育，尤其是下肢的发育，这易造成个子矮小、腿短或者扁平足等。但也不是一点力量练习都不做，青少年的身体肌肉正处于迅速生长阶段，进行适量的负重练习可以锻炼其肌肉力量，达到事半功倍的效果，促进肌肉的生长。针对青少年的身体发育情况，在这个时期可以进行一些柔韧性练习，如劈腿、下腰等练习，可以促进身体的发育，提高协调性和灵活性。总的来说，各种练习都要适当进行，这样才能够使青少年身体全面发展，提高其身体素质。

（四）灵敏性、协调性和柔韧性为主的运动项目

应根据青少年身体发育阶段为其选择合适的运动项目。青春发育初期，宜选择健美操、广播操、乒乓球、跳绳、踢毽子等以发展灵敏性、协调性和柔韧性为主的运动项目。青春发育中期，宜选择短距离快跑、变速跑、爬楼梯、爬竿、羽毛球等以速度发展为主的运动项目。青春发育后期，由于各器官发育日趋成熟，宜选择中长跑、登山、游泳、骑自行车、足球、排球、篮球等可增加速度耐力、一般耐力和力量性练习的项目。

二、青少年健身计划注意事项

青少年正处于身体的全面生长发育阶段，每项运动都有其作用。比如，力量锻炼可以提高身体的力量水平，创造力量的高峰，为健康打下坚实的基础，也为进行其他运动创造条件；耐力锻炼能提高心脏的功能水平，提高肌肉长时间工作的能力等；球类运动能提升协调、灵敏、反应等综合素质，全面提高体质水平。青少年健身时的注意事项主要有以下几点。

（一）不宜进行大重量的力量锻炼

青少年的骨骼、肌肉都没有发育完全，如果过早进行大重量力量锻炼，就会导致骨骼过早闭合，影响其身高和身体其他方面的发育。因此青少年适当进行中小重量的力量锻炼，既能刺激肌肉和骨骼的增长，又能避免因过度运动而影响发育。

（二）尽量不进行憋气性的锻炼

在负重锻炼过程中如果憋气，就会使胸腔内压力增加，导致心脏、大动脉的压力增加，心脏的负荷加重，产生诸多不良

后果。

（三）不宜进行超大运动量锻炼

青少年的身体发育尚未完成，还不具备进行超大运动量锻炼的基础，盲目进行超大运动量锻炼会导致多方面的损伤。

（四）多进行球类项目锻炼

进行球类项目锻炼对青少年的敏捷性、协调性、速度、对抗性、视野等多项素质都有比较好的效果，能使其身体素质得到全面发展，为健康打下坚实的基础。

青少年的健康锻炼应多样化，要符合其身体生长规律，使其在力量、速度、耐力、柔韧性、灵敏性、协调性等方面得到全面发展。当然，以上建议只是从身体健康、均衡发展方面考虑，如果希望青少年在某个运动项目上有所突破，比如参加各类型比赛的青少年运动员，则需要更科学、更刻苦的锻炼了。

三、青少年健身计划的科学安排

（一）健身运动三环节

青少年参加体育锻炼时，每次健身计划都应包括运动前的准备活动、运动中、整理活动三个部分。

1. 准备活动

其主要目的是使身体充分活动，运动形式可以采用慢跑等，同时可以做一些伸展性体操和牵拉性练习，活动时长一般在 5～10 分钟。

2. 运动中

应遵循循序渐进的原则开展体育锻炼，每天总锻炼时长不应少于30分钟。也可以采用每次锻炼10多分钟、每天锻炼若干次的形式，累积达到30分钟以上可以取得较好的锻炼效果。

3. 整理活动

充分的整理活动可以很好地消除疲劳。整理活动一般包括小强度的慢跑、伸展性练习、按摩等。

（二）力量训练的注意事项

力量训练可以帮助青少年更好地发育和生长，但要注意以下事项：年龄未满16岁的青少年，每个训练动作以3组12RM为主；超过12RM的重量可能会引起运动伤害；16～18岁的青少年最好采用自身体重训练；尽量避免练习大重量推举；保证日常有充足的营养和睡眠时间。

（三）预防运动疲劳

对青少年来说，科学地分析体育锻炼的疲劳症状，及时判断疲劳的出现，防止过度疲劳，是提高锻炼效果的重要保障。体育锻炼后尽快地消除疲劳可以缩短身体恢复时间，有效地提高锻炼效果，可以采用睡眠、整理活动、补充营养等手段。

1. 简易生理指标测定法

肌力和心率都是判断疲劳的生理指标。如果体育锻炼后肌肉力量不增加，反而下降，说明机体产生疲劳，肌肉力量持续下降说明身体疲劳程度较深；如果体育锻炼后心率恢复时间延长，或者第二天清晨安静时心率较以前明显增加，表示机体产生疲劳。

2. 主观感觉

如果锻炼后感到身体轻松、舒畅，食欲和睡眠情况较好，说明这种疲劳是体育锻炼的正常反应。如果体育锻炼后感到头昏、恶心、胸闷、食欲减退，身体明显疲劳，说明身体疲劳程度较重，应及时调整活动量，或停止锻炼。

四、长期健身计划的科学安排

青少年如果长期进行体育锻炼，在制订锻炼计划时，至少应该考虑年龄、健身目的和季节等多方面因素。

（一）根据年龄科学安排运动量

青春期初期，青少年进行体育锻炼应该以中小强度为主，增加娱乐性和更多变化的体育运动，进行像跳绳、踢毽子、跳舞这样的休闲活动，并使之成为长期的生活习惯。青少年最好在 16 岁以后再进行大强度力量训练，建议每周 3～4 次、每次 20～30 分钟小强度力量训练，而且应将此作为青少年整个身体训练计划的一部分，这样才能使其身体素质得到全面发展。

（二）根据健身目的科学安排体育锻炼

如果只是为了增强体质、提高健康水平，那么安排体育锻炼的内容和时间就比较灵活，可以选择跑步、打球、练习武术等，时间可长可短；如果以减肥为目的进行体育锻炼，就要以有氧运动为主，运动时间相对较长，以使体内多余的脂肪充分消耗。

（三）根据季节科学安排体育锻炼

1）春季锻炼应该以有氧运动为主，运动强度要逐渐增加，运动形式多样。还需要注意的是，春季运动前，青少年要做好准备活动，充分伸展僵硬的韧带，以减少运动损伤。

2）夏季天气炎热，所以锻炼的时间最好是在早上或者是晚上。注意防暑降温，要掌握好体育锻炼的强度和时间，也可以选择以室内锻炼代替室外锻炼。夏季最理想的运动是游泳，这项运动不仅可以提高青少年的身体机能，减少运动损伤，而且可以防暑降温。运动后要注意水分和盐分的补充，以防身体脱水和中暑。

3）秋季是体育锻炼的大好时节。许多重大的国际体育比赛都安排在秋季进行，说明秋季适合多种体育活动的开展，如篮球、排球、足球、长跑、武术、自行车等。但在秋季运动时，由于天气早晚温差大，青少年在锻炼时要注意增减衣服，以防感冒。秋季天气干燥，青少年在锻炼后应适当补充水分，以保持口腔黏膜的正常分泌和呼吸道的湿润。

4）“冬练三九”指的是冬季锻炼不仅可以提高身体的健康水平，更重要的是可以提高身体的抗寒能力，预防各种疾病的发生。青少年在冬季锻炼时，由于身体生理机能的惰性较大，肌肉组织容易受伤，所以要做好充分的准备活动，运动后也要做好整理活动，避免受伤。

第七章

青少年运动员的生长发育与运动训练

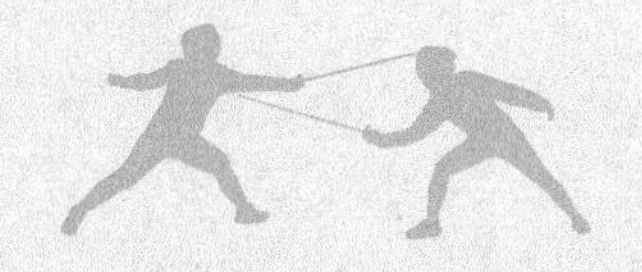

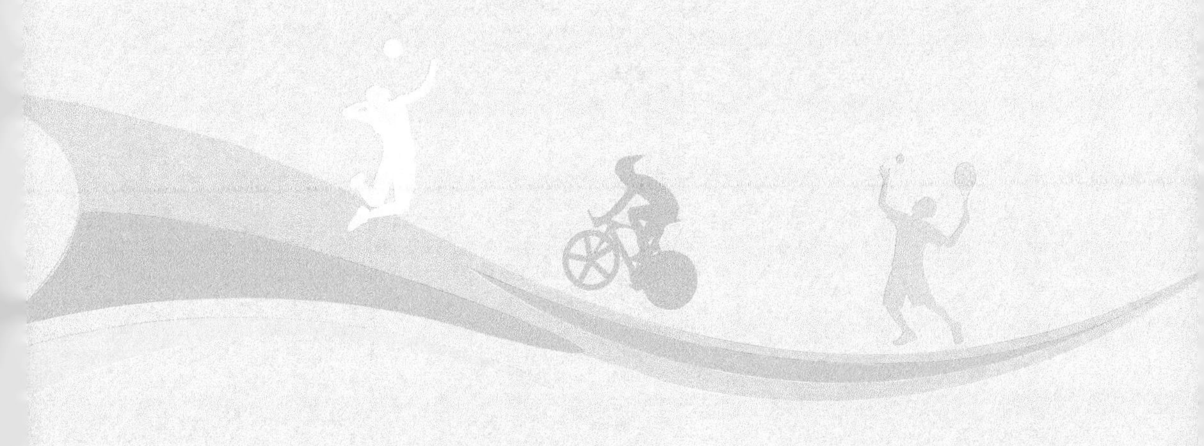

青少年是国家之未来、民族之希望。青少年是各行业的未来建设者，其身体素质和价值观将直接影响到整个人类社会的发展。强健青少年体魄，帮助青少年培养良好的生活习惯和运动精神，有利于塑造其正确的人生观和价值观，这是国家和民族发展的大计。然而，当前关于我国青少年体质连续下降的各类报道不断，肥胖体型、豆芽菜体型和近视的青少年数量急剧增长，电子游戏、垃圾食品、久坐少动的现代生活方式带来大量侵害和不良影响，引起社会各界的担忧。为此，国家出台的一系列重要文件，如《中共中央 国务院关于加强青少年体育增强青少年体质的意见》《国家中长期教育改革和发展规划纲要（2010—2020 年）》《全民健身计划（2011—2015）》《关于加快发展体育产业促进体育消费的若干意见》，都有关于对青少年体育工作指导的具体内容。习近平总书记在南京青少年奥林匹克运动会期间，对加强青少年体育工作也做出了重要指示。所以本章就青少年运动员的生长发育和身体素质训练进行阐述。

第一节 运动训练对青少年运动员生长发育的影响

一、运动系统的特点与训练

（一）骨骼、关节的生理特点与训练

青少年随着年龄的增长，骨中水分和有机物成分比例相应减少，无机盐相应增多，碱性磷酸酶活性增高，骨生长加速，骨质钙化作用增强，因而骨的韧性逐渐降低，坚固性与负重能

力增强。可见，青少年骨骼钙化程度相对较低，骨质较为疏松，富于弹性而硬度小，在外力作用下不易发生骨折，但受外力或在重力作用下易弯曲变形。所以青少年运动员不宜进行负重过大的力量训练和长期维持固定姿势的训练，以免骨骼发生畸形。对于参加运动训练的青少年，应在膳食中注意供给足量的钙、磷和维生素 A、维生素 D 等营养物质，以促进他们的骨骼生长。

骨化的程度可以判断年龄，也可以预测身高，通常以腕骨的骨化程度（骨龄）来预测运动员的身高，作为运动员选材的依据之一。青少年的关节面软骨相对较厚，关节囊、韧带的伸展性较大，关节周围的肌肉细长，所以关节活动范围大于成年人，但关节牢固性较差，在外力作用下易于发生脱位。

青少年在运动训练中应注意以下几点：①注意保持正确的姿势，坐、站、走等静态或动态姿势都应端正，并且要经常注意变换体位，避免一侧肢体或局部用力过多，造成脊柱弯曲，肢体畸形；②注意运动训练的负荷量，适宜的运动负荷有助于促进骨的生长，然而，负荷强度和负荷量过大，则会使骨化提前完成，从而影响身高的增长，特别是在生长高峰期，可多采用轻负荷、高频率的练习；③应充分利用青少年时期关节活动范围大的特点，发展柔韧素质，但应重视发展关节的坚固性，以防止关节损伤。

（二）肌肉的生理特点与训练

与成年人相比较，青少年的肌纤维较细，肌肉蛋白质较少，能源储备量较少，肌力较弱、耐力较差、易于疲劳等。年龄越小，这种差异越明显。肌力的发展有一定的规律性，当身高增长加速时即在生长加速期，肌肉主要向纵向发展，长度增加较快，但仍落后于骨骼的增长，肌肉收缩力量和耐力都较差。生长加速期结束后，身高的增长趋于缓慢，肌肉横向发展较快，这时肌纤维明显增粗，肌力显著增加。肌肉中Ⅰ型纤维和Ⅱb型纤维的比例，无训练的男生和女生是相似的。同一运动项目的运动员，男女之间的这种差别也很小，只是女生的肌纤维比男生的同一类型的肌纤维要细。

在青少年运动训练实践中应注意：①在发展大肌肉群力量的同时，也应协调小肌肉群的力量发展。要有计划地发展小肌肉群的力量和伸肌的力量，促进青少年肌肉力量的平衡发展，同时也可提高肌肉群之间的协调能力。②在生长加速期，肌肉力量训练以增加肌肉长度的练习为主，此时期宜采用伸展肢体练习、弹跳和支撑自身体重的力量练习，应少采用重负荷的力量练习。③应让青少年掌握多种运动技术，不要过早地进行单一的专项技术训练，要以全面发展为主。④男女生在肌肉生长发育和肌肉力量方面的性别差异在运动训练实践中必须在运动负荷强度、持续时间、运动密度、运动项目特点等方面加以区别对待。

二、血液循环系统的特点与训练

与成年人相比，青少年的心脏发育不够完善，心脏的收缩和舒张能力相对较差，神经和体液调节也不够完善，但新陈代谢相对旺盛，因而每搏输出量的绝对值较小，心率较快。心输出量与每搏输出量的相对值较成年人大。青少年以心率增加来适应运动时机体对心输出量增加的需求。

随着年龄的增长，青少年安静心率逐渐减慢。青少年的血管发育尚好，血管壁弹性好，血管直径相对成年人较大，外周阻力较小，所以青少年的收缩压相对较低，而舒张压并不明显偏低。青少年时期，交感神经调节占优势，心肌发育不完善，运动时主要依靠增加心率来增加心输出量以适应对血液供应的需要。而青少年运动时心率增加明显，但血压的变化却不明显。随着年龄的增长，运动时心率（或脉搏）的增加逐渐减少，而血压的变化渐趋明显。

女生的心脏重量与容积平均值都比男生小，心血管系统机能也比同龄男子差。同样，女生对运动的心血管反应，心率的增加比男生明显。青少年长期参加以有氧为主的动力性运动，可以使心脏发生以心室腔容积增大为主的肥大，从而使运动过程中心输出量增大。

如果在运动训练中不适宜地增加静力性力量训练，有可能使青少年运动员的心肌发生不应有的向心性肥厚，从而使心室腔的容积增大明显落后于心室壁的肥厚。运动员最大心输出量下降，心力储备的增加受限。这将在很大程度上限制有氧耐力运动员有氧能力的发展。

在运动训练实践中应注意：①青少年的心脏能够承受适当的负荷，因此对青少年进行一些匀速的低强度耐力训练以发展心血管机能是必要的。但距离不宜过长，尤其要严格控制运动强度。②注意个别对待。对个别生长快、身高很高，但心脏发育落后于身体发育的青少年，运动训练一定要遵循循序渐进的原则。对有青春期高血压的运动员，运动训练量不可过大。进行负重练习时要谨慎并定期进行体格检查，加强医务监督。③注意青少年运动员的心脏肥大的特点及程度，严格控制心壁肥厚的程度，避免发生心脏的向心性肥厚。

三、呼吸系统的特点与训练

青少年肺容量较小，肺内弹力组织发育差，肺泡数量少，扩张能力较小，加之呼吸道狭窄，呼气时阻力较大。青少年呼吸肌的力量小，所以每次的肺通气量较小。然而青少年时期的代谢旺盛，需氧量相对较多，因而在运动训练代谢率增高时主要依靠增加呼吸频率来满足肺通气量增加的需要。

青少年的呼吸比较表浅，呼吸频率较高。青少年肺通气机能的潜力小，主要表现在肺活量较小。青少年最大摄氧量与承受氧债的能力水平都较低，故不宜进行长时间的剧烈运动。

在训练实践中应注意：①根据青少年呼吸频率快、表浅、承受氧债能力弱等特点，在运动训练中不宜过多安排强度大的练习，应多增加发展有氧能力的练习。随着年龄的增长，可逐渐增加运动强度和延长运动持续时间。②青少年的肺功能都较差，所以应尽量避免或少用憋气和静力性练习。③青少年呼吸道和肺都很柔嫩，对致病微生物和急剧变化的环境抵抗能力较差，易受感染，应培养青少年用鼻呼吸的卫生习惯。④青少年在运动中有意识地注意增大呼吸深度，尤其是呼气的深度，以减少解剖无效腔的相对比例和提高肺泡气的氧分压，有利于肺泡与外部环境、肺泡与肺血液之间的气体交换。

四、神经系统的特点与训练

青少年神经活动过程不稳定，兴奋过程占优势，且容易扩散，出现泛化现象；抑制过程尚不完善，精细分析能力差，表现为活泼、好动、注意力不集中等。

青少年在运动时动作不够准确、不协调，易出现多余动作。青少年的神经活动过程灵活性高，条件反射快，消退也快，消退后重建也快。大脑皮质工作耐力差，容易疲劳。合成代谢迅速，因而疲劳的消除也容易。青春期时，有些青少年受青春期内分泌机能变化的影响，神经系统的机能活动处于不稳定状态，表现为灵活性和协调性降低，尤其是女生，这是正常的生理现象。

因此，在运动训练实践中应注意：①针对青少年神经系统生长、发育的特点和规律，宜多采用直观的动作示范以及简单易懂的形象化语言进行动作技术教学，训练内容宜生动活泼、多样化，避免单调和千篇一律的方法。要注意安排短暂休息，使其情绪饱满、精力旺盛、不易疲劳。②青少年的神经灵活性较高，机能动员的速度相对较快，进入工作状态的时间较短，所以，准备活动的时间可以缩短些。③青春期神经系统受内分泌腺活动的影响，可能发生神经系统功能活动稳定性、暂时性下降的现象，表现为动作不稳定、不协调，有时女生表现得更为明显，在运动训练实践中应给予充分的注意。

第二节　青春期运动员的运动训练

青少年身体素质练习是青少年教育体系中不可或缺的部分，所以本节主要介绍青少年在不同年龄段身体素质发展的敏感期和需应对发展的柔韧、力量、平衡、速度、耐力、灵敏和协调七大基本运动素质的针对性训练方法。应根据青少年身体素质敏感期的发展规律，注意各项素质的最佳生物训练年龄，把握时机，科学合理地进行基础训练，不可拔苗助长，过早地开始专项训练，这样才能对提高青少年的身体素质起到事半功倍的作用。在某个青少年身体素质的敏感期除了要着重发展相应的身体素质外，也不能忽略对其他身体素质的发展。青少年身体素质敏感期的锻炼要注意各项素质的配合练习，避免单一素质的练习，如力量、柔韧、速度素质要相互配合练习，以提高力量、柔韧、速度素质。敏感期发展专项身体素质的时候，要特别重视小肌群的力量训练，这样可避免小肌群在进行系统负荷的训练时因跟不上要求而发生伤害事故。学校和科研人员应加强对青少年运动能力发展变化规律的研究，逐步总结出一套系统的锻炼方法，并把它运用到中小学的体育课和大课间活动中，使青少年在教师的引导下进行科学锻炼，在不同阶段采取不同的锻炼手段和方法。只有这样才能推动学校体育的蓬勃发展，提高我国广大青少年的身体素质，促进我国青少年健康成长。

一、青少年灵敏素质发展敏感期与体育锻炼

（一）灵敏素质发展敏感期

灵敏素质是指人体在各种突然变化的条件下，能够迅速、准确、协调、灵活地完成动作的能力，是人各种运动技能和身体素质在运动中的综合表现。

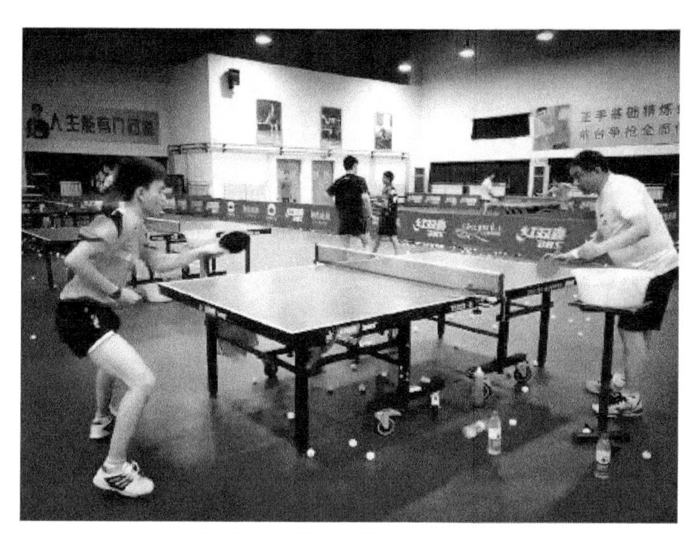

有益于灵敏素质的乒乓球训练

资料来源：图片来自体育总局科研所青少中心官网

在对抗性体育活动中（如篮球、足球等），灵敏素质是非

常重要的。良好的灵敏素质不但有助于青少年更快、更多、更准确、更协调地掌握技术和练习手段，使已有的身体素质充分有效地运用到实践中去，而且可以防止伤害事故的发生。

灵敏素质分为一般灵敏素质和专项灵敏素质，前者指适应一般活动的灵敏素质（如游戏等），后者指符合专项需求的特殊灵敏素质（如“之”字跑等）。

7～14岁是发展灵敏协调能力最有利的时期。7～9岁是发展一般灵敏协调性最有利的时期，10～14岁是发展专项灵敏协调性的时期。但也有个别15岁才达到协调性高峰，此时大脑皮质和延脑的中枢神经系统已发育成熟。然而，13～15岁即青春期开始后的几年内，协调能力可能会出现发展不稳定现象，这主要是由心理及体内内分泌腺急剧变化所引起的。到了16～18岁，青少年发育趋于结束，运动素质可得到很大改善。

（二）发展灵敏素质的体育锻炼

灵敏素质的特征是迅速响应外界刺激，迅速改变方向。灵敏素质在7～10岁时增长速度最快，在这个时期的体育锻炼中，适当偏重发展灵敏素质，可以取得较大的效果。

发展灵敏素质的途径主要包括徒手练习、器械练习、组合练习和游戏等。徒手练习包括单人练习和双人练习（如单人弓箭步转体、快速折回跑等，双人躲闪摸肩、撞拐等）；器械练习包括单人练习和双人练习（如单人传、颠球等，双人运球中抢球、双杠端支撑跳下换位追逐等）；组合练习包括两个动作组合、三个动作组合和多个动作组合的练习（如交叉步侧跨步→滑步→障碍跑等）。

在发展青少年灵敏素质的过程中必须提高身体素质的综合能力，通过锻炼改善和提高各感受器官功能，重点培养青少年掌握动作的能力、反应能力、平衡能力以增强灵敏素质。

二、青少年柔韧素质发展敏感期与体育锻炼

（一）柔韧素质发展敏感期

柔韧素质是指人体各个关节的活动幅度以及肌肉、肌腱和韧带等软组织的伸展能力。关节幅度的大小主要取决于人体自身关节的结构，而关节的骨结构是不能被改变的，但韧带、肌腱和肌肉等软组织的伸展性是可以通过合理的练习得到提高的。

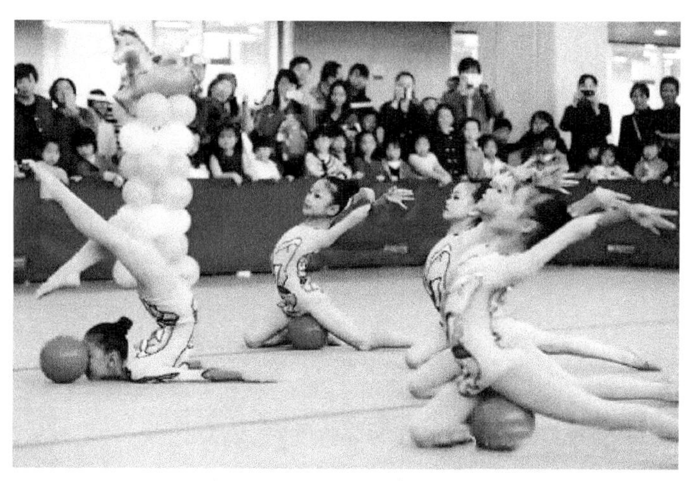

有益于柔韧素质的舞蹈训练

资料来源：图片来自体育总局科研所青少中心官网

柔韧素质的最佳发展阶段是 5～12 岁，因为在此期间孩子的身体发育相对稳定且柔软，关节灵活性好，应加强整个身体的柔韧练习，拉韧带、学站位这些简单的训练，不会影响到孩子的骨骼发育。柔韧性愈好，动作愈协调、优美、舒展。柔韧素质的早期练习尤为重要，对于将来运动水平的提高具有不可估量的作用。4～7 岁，从这个年龄开始学舞蹈最佳，是练舞蹈的好时候。

柔韧素质的年龄变化，男子 19 岁、女子 20 岁达到最高均

值，随后趋于稳定或下降。15 岁以前，女生的柔韧素质明显高于男生。年龄越小，柔韧性越好。根据素质发展的这一年龄特征，发展柔韧素质应从小抓起。与此同时，还应注意柔韧性与肌肉力量的相互关系，如年龄小做体操背桥的能力差，主要原因不是柔韧性差，而是躯干伸肌力量不足。

（二）发展柔韧素质的体育锻炼

青少年时期是发展柔韧素质的最佳时期。成年以后只要经常坚持，已达到的柔韧性就可以保持很长时间。但发展柔韧素质的同时必须结合力量练习，这样才能防止受伤。体育锻炼中应根据青少年的性别、参加体育锻炼的次数，进行分组练习。同时，柔韧性的发展应该结合力量的练习，两者结合对肌肉力量的提高很有效。

发展柔韧素质的练习方法包括动力拉伸法和静力拉伸法两种方法。动力拉伸法（如弓箭步走等）是指有节奏地通过多次重复某一动作的拉伸方法。静力拉伸法（如控腿等）是指通过缓慢的动力拉伸，将肌肉、肌腱、韧带等软组织拉长，并停留一定时间的练习方法。这两种方法均可采用主动拉伸（如下叉等）和被动拉伸（如两人相互压肩等）。在练习过程中，通常是把这四种拉伸练习法结合起来运用。根据不同关节活动范围的技术需要来确定发展柔韧性和保持柔韧性阶段练习的重复次数。每组练习持续时间大约 10 秒钟；静力拉伸练习，停留在关节最大伸展程度的位置上，保持在 30 秒左右。

另外，在柔韧性练习过程中一定要注意外界的温度和练习时间。外界温度过低时，青少年应做好热身活动以免肌肉拉伤。结束前的整理活动，可以帮助肌肉恢复到放松状态，进行拉伸可以使肌肉组织的温度升高，有效地增加关节的活动度，减少因为练习产生的肌肉酸痛等不适。

三、青少年速度素质发展敏感期与体育锻炼

（一）速度素质发展敏感期

2008 年 5 月 31 日，尤塞恩·博尔特在纽约锐步田径大奖赛上，以 9.72 秒的成绩打破世界纪录，创造了属于他的第一个世界纪录。同年 8 月，他在北京奥运会男子 100 米比赛中，以 9.69 秒的成绩打破了自己保持的世界纪录；在随后的 200 米比赛中，他以 19.30 秒的成绩打破了迈克尔·约翰逊创造的世界纪录。由此可见，速度素质在竞技体育场中的重要性。

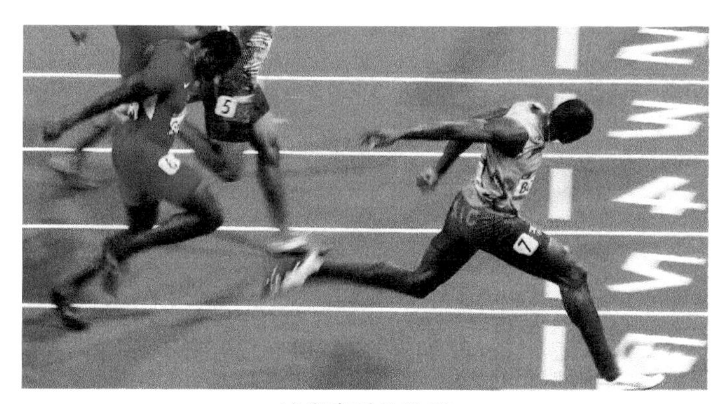

速度素质的胜利

资料来源：图片来自体育总局科研所青少中心官网

速度素质是指人体快速运动的能力。快速运动反映着机体运动的加速度和最大速度的能力。其在自然增长的时期内，增长速度是不均等的。研究表明，青少年男女速度素质敏感期的年龄也不相同，而在增长最好成绩年龄上也表现出性别差异。

奔跑的速度有两个重要决定因素：步频和步长。步频主要体现的是神经控制身体的能力，尤其是腿的摆动频率，还有整个身体的协调能力。这部分能力与神经发育密切相关。步长主要体现的是两腿迈步柔韧性和腿的力量。跑步速度发

展的敏感期有两个。第一敏感期在 6～7 岁，是大脑神经发育关键期，是身体控制能力发展关键期，因此也是跑步速度发展关键期。第二敏感期在 13～14 岁，主要是步长和肌肉力量的发展；同时，人的心肺功能也有明显增加，对跑步速度也有重要作用。

（二）发展速度素质的体育锻炼

速度素质主要包括反应速度、动作速度、移动速度三大类。速度素质敏感期内，青少年的短距离运动能力呈快速增长，此时体育锻炼中应科学地安排一些低乳酸值的间歇内容以及短时间反应能力的内容，如短距离高抬腿跑后变加速跑、接力跑、交叉步跑以及球类的体育游戏等。

安排锻炼内容时应注意运动强度的变换，避免重复一种强度练习造成运动障碍。主要注意安排练习的组数和次数，并注重练习后的放松。放松可以减少肌肉快速收缩的阻力，有助于肌肉收缩速度和力量的增长，提高速度素质。在体育教学中，可以适当安排一些频率高和反应速度快的教学手段，促进青少年跑步速度的发展。

四、青少年耐力素质发展敏感期与体育锻炼

（一）耐力素质发展敏感期

对于青少年来说，耐力素质是一个薄弱环节。近年来，学生体质健康测试结果显示，学生的耐力素质呈持续下降趋势。因此寻找发展耐力素质的敏感期，并在此时期内进行合理的体育锻炼就显得尤为重要。发展耐力素质不仅可以促进青少年身体素质全面发展，而且对其心理素质也有积极的影响，可以培养青少年克服困难、吃苦耐劳的精神和顽强拼搏的意志品质。

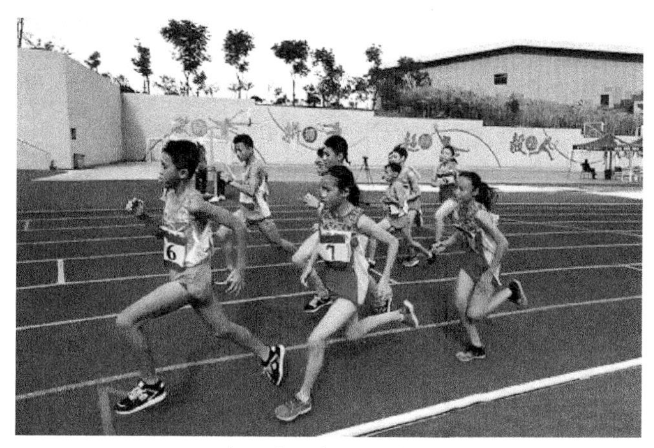

发展青少年耐力素质

资料来源：图片来自体育总局科研所青少中心官网

耐力素质发展较晚，其水平的高低反映在有氧代谢供能的运动项目上。而成绩的高低可以显示出个体的体力和运动素质，以及心血管、呼吸和运动系统的综合能力。影响耐力素质的因素有先天因素和后天因素。

青少年耐力素质的敏感期相对较晚，女生在 12～14 岁、男生在 14～16 岁才可以进行初期锻炼，一周不宜超过 2 次。

（二）发展耐力素质的体育锻炼

在耐力素质发展敏感期，合理的体育锻炼能够提高青少年的心肺耐力和物质代谢能力。因此，在这一时期可适度安排长距离跑、户外活动、骑车等体育锻炼活动。但在锻炼时应注意心率的监控，循序渐进、合理增加运动距离和运动负荷，使其耐力素质平稳地发展，从而促进身体素质的全面发展。

五、青少年力量素质发展敏感期与体育锻炼

（一）力量素质发展敏感期

在青少年体质监测中，通常用引体向上作为衡量男生上肢

力量的标准。然而，近年来的学生体质健康测试结果并不尽如人意，表现为肌肉力量下降明显。研究表明，肌肉力量的不足和退化会造成肌肉劳损、关节炎和身体形态改变。

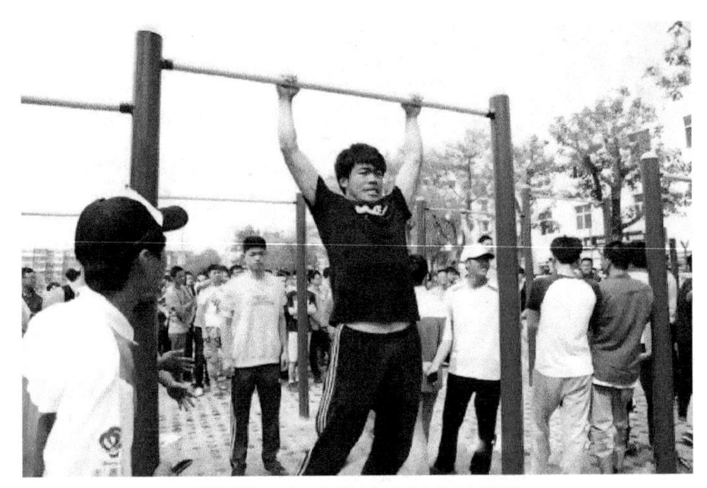

利用社区健身器材进行力量锻炼

资料来源：图片来自体育总局科研所青少中心官网

力量素质是指人的机体或机体的某一部分肌肉工作（收缩和舒张）时克服内外阻力的能力。外部阻力是指物体的重量、支撑反作用力、摩擦力以及空气或水的阻力等。内部阻力包括肌肉的黏滞力、关节的加固力及各肌肉间的对抗力等。外部阻力往往是发展力量素质的手段，人体在克服这些阻力中发展并提高了自身的力量素质。

男生在 12～16 岁时力量素质增长速度最快；青春期后，有了雄性激素的帮助，男生力量增长突飞猛进。女生在 11～15 岁时力量素质增长速度较快。

青少年即使过了力量素质的敏感期，仍能发展提高，这主要依赖于后天的锻炼。16～17 岁是最大力量素质快速提高的第二高峰，这时肌肉横向生长加快，最大力量和相对力量均增长很快。

从青少年身体发育的特点考虑，其不适合器械力量训练。

青少年正值身体发育的高峰期，其肌肉、骨骼的弹性较大，有机物含量多于无机物，如果此时进行负重器械练习，不但起不了健身效果，反而会限制骨骼和肌肉的生长发育，导致变形、骨骺提前骨化影响身高增长等后果。不满16周岁的青少年身体发育并未完全，16周岁以下的青少年不能接触器械等力量训练。即使是针对13～16岁的人群，发展力量的练习也应该以有氧健身操、街舞等为主，或者是以自身体重作为负重，要避免器械力量练习。此外，健身房里的多数器械是针对成年人的身体特点设计的，不适合青少年练习，盲目进行练习容易造成青少年的意外伤害。建议16周岁以下的青少年应选择户外进行有氧运动，避免使用负重器械，如杠铃等。即使在家中自己锻炼，也不要选择负重器械练习，而应选择自重练习，可做简单的俯卧撑、仰卧起坐等。

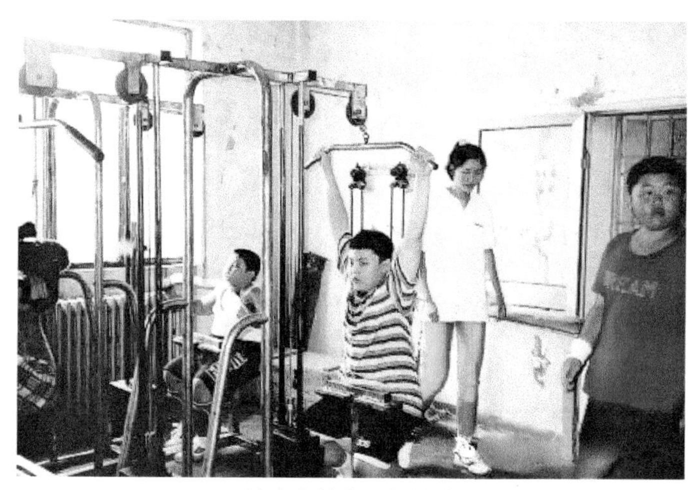

健身房的专业性锻炼

资料来源：图片来自体育总局科研所青少中心官网

（二）发展力量素质的体育锻炼

男女生的力量素质敏感期都在9岁以后。随着年龄的增长和敏感期的到来，其肌肉体积增大，肌纤维直径增粗，肌肉中糖原增加，以及各个肌群之间的关系逐渐完善，这些都为青少年肌肉力量的增长创造了条件。因此，初中阶段是重要的发展力量素质敏感期，学校应该有计划、有针对性地安排一些上下肢、躯干的力量练习活动。

常见的几种力量锻炼方法包括：①负重抗阻力练习（如运用哑铃等器械）；②对抗性练习（如双人互顶、推、拉等）；③克服弹性物体的练习（如使用拉力带、拉橡皮条等）；④克服外界环境阻力的练习（如沙地或草地跑、跳等）；⑤克服自身体重的练习（如引体向上、纵跳等）。

青少年时期力量素质较差，在力量练习中应采用负荷较小、动作较快的练习，或中等负荷的练习，适宜做速度性力量练习，以提高神经系统对肌肉运动单位的动员能力，改善肌肉协调工作的能力，避免过重的负荷练习和过长时间的静力紧张练习，防止关节损伤，抑制骨骼生长。

注意：为了防止运动损伤的发生，应多加注意力量素质练习过程中的保护和锻炼后的恢复。

六、青少年协调素质发展敏感期与体育锻炼

（一）协调素质发展敏感期

7～14 岁是青少年发展协调能力的最有利时期。6～9 岁是青少年发展一般协调性的最有利时期，10～14 岁是青少年专项协调性发展阶段，个别人 15 岁时协调性可达到高峰，即此时大脑皮质和延脑的中枢神经系统已充分发育成熟。协调能力是集灵敏度、速度、平衡能力、柔韧性等多种身体素质为一体的综合能力，充分反映了中枢神经系统对肌肉活动的支配和调节功能。13～15 岁即青春期开始后的几年内，协调能力发展不稳定，这是由心理及体内内分泌腺急剧变化引起的。16～19

岁青春期发育趋于结束，运动素质可得到很大改善。这也正是在体操、花式滑冰和跳水等运动项目中，运动员及早进行专项化训练的原因。青少年各项素质的发展敏感期如下图所示。

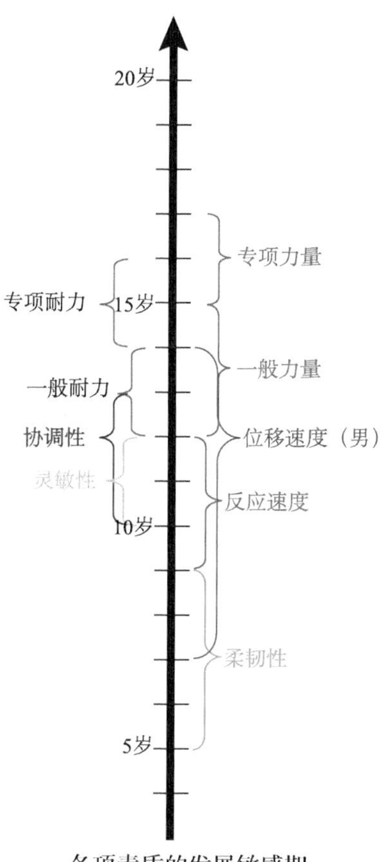

各项素质的发展敏感期

（二）发展协调能力的训练方法

1. 配合练习法

配合练习法是有目的地组织专门的练习去培养某两个系统或两个部位或两个肌群之间的协同功能的练习方法，如乒乓球运动员望左打右的滑板练习。同时应专门组织非常规动作的配合练习，如同侧上下肢一顺的走步或跑步、双臂下摆的纵跳等。

2. 变换练习法

训练中应经常变换练习的方式、方向、节奏、速率、力量以及其他要求，可有效地发展运动员的协调能力，例如交替用左右手投篮、运球，或交替用左右脚踢球；交替在快速跑进或慢速跑动中跨过栏架；用不同旋转速度完成鞍马全旋；与不同人数的同伴或对手同场练习；等等。

3. 渐进练习法

练习应由易至难，由简至繁，循序渐进，逐步增加练习的内容，逐步提高练习的复杂程度，可以有效地提高运动员的协调能力。例如，先做简单反应练习，后做选择反应练习；先做团身前滚翻练习，再做团身前滚翻接团身后滚翻练习；等等。优秀运动员由单个动作逐步发展到组合动作的练习等，都可以明显地促进协调能力的提高。

4. 加难练习法

加大练习的难度，让练习者在更为复杂的环境，更为困难的条件下练习，也是发展运动员协调能力的有效方法。例如，跨栏运动员跨越高度不一的栏架；篮球选手绕过场地上设置的模拟防守者运球突破；下场地足球练习；等等。

5. 发展运动员协调能力的注意事项

1）发展运动员的一般协调能力要从小抓起，要充分利用青少年时期神经系统及运动器官具有较强可塑性的优势，提高运动员的一般协调能力。

2）发展运动员的专项协调能力要密切结合专项的需要，尽量在专项技术动作的基础上进行组合、调整，以提高运动员的专项协调能力。

3）发展协调能力的练习应该安排在运动员的身体良好，

特别是神经系统状况良好时进行，例如中小训练周期之始，或一堂训练课的开始部分。

七、青少年平衡身体素质的发展

（一）平衡身体素质的含义

广义的平衡是指在特殊情况下不发生任何变化的平衡状态或均衡状态。人体的平衡系统由视觉系统和运动系统（肌肉、骨骼和相应传感器）组成；在眼睛、内耳和神经末梢（分布在肌肉、肌腱和关节上）三种感觉器官的共同作用下，帮助人体在不同情况下保持方向感和平衡感。例如，从事滑雪运动时，大脑首先收到能反映身体位置的视觉信号，接着收到来自全身其他感觉器官的信号，包括位于足底的传感器。这些信号会指引人体与周围环境相适应并保持平衡状态。而在发展平衡能力时，需要发展“肌肉记忆”能力，需要动员的肌肉能够适时地、自动地实现紧张和放松，这可以帮助身体在运动过程中保持良好的平衡能力。身体正是经历了这个过程才学会了如何骑自行车。在学习过程中，身体向大脑发出信号，使身体适应不同的位置和姿势，最终肌肉记忆替代了大脑的工作，身体可以自然而然地完成各个动作。关注平衡训练，它可以提高青少年的核心力量和身体的稳定性，并有效预防成年后出现的背部和髋部损伤情况。

（二）青少年平衡身体素质训练方法

1. 平衡木训练

将木条放在平地上，运动员需通过木条并走回出发点。通过发展肌肉的记忆能力，运动员的动态平衡能力得以提高；并通过提高平衡能力，促进其他运动素质的发展。

2. 跪姿平衡性训练

跪姿平衡性训练通过 Vew-Do 平衡训练器或半卷泡沫进行。Vew-Do 平衡训练器是一块平坦的椭圆形木板，通过调节其底部的三个支点附件来增加平衡训练难度，在不同情况下提高整体平衡能力，帮助提高在不稳定状态下的控制能力。通过发展肌肉记忆能力，运动员的动态平衡能力得以提高。为了提高平衡能力，青少年运动员必须发展躯干核心部位（包括腹肌、下腰部和髋部）的肌肉记忆能力。

通过整体身体素质的针对性训练，有利于提高青少年的身体素质，减少损伤，提高青少年运动员的运动成绩。

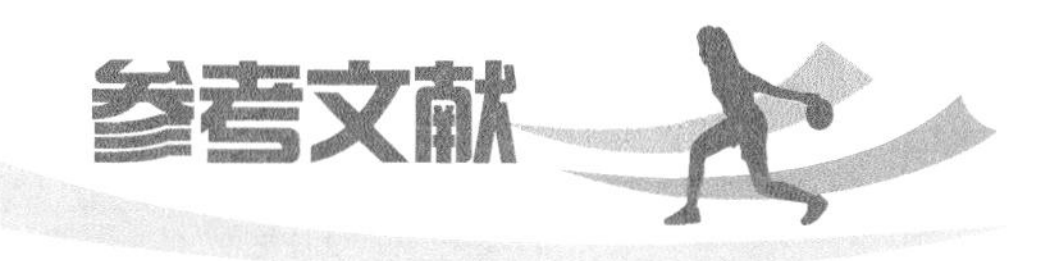

参考文献

白文俊，于志勇 . 2012. 男性青春期发育以及发育异常的处理 . 中华临床医师杂志（电子版），6（13）：3483-3485.

包玉欣，杨明喆，段若男，等 . 2016. 超重肥胖、体成分与女生青春期发育的关系 . 卫生研究，45（2）：288-292.

常素英，何武，陈春明 . 2006. 中国儿童营养状况 15 年变化分析：5 岁以下儿童生长发育变化特点 . 卫生研究，（6）：768-771.

崔琳琳，陈子江 . 2011. 肥胖患者青春期发育 . 实用妇产科杂志，27（5）：321-323.

付德荣，关尚一，孙小华 . 2006. 运动性月经失调 . 中国临床康复，（44）：170-172.

尕项卓玛 . 2007. 青春期的性发育及生殖保健 . 中国实用医药，（5）：94-95.

甘晓红 . 2006. 性发育相关基因调控区的多态性研究 . 华中师范大学硕士学位论文 .

巩宗林 . 2013. 青春期性发育时相与家庭环境因素的关系 . 苏州大学硕士学位论文 .

郭盛，李嫔 . 2016. 营养与青春期性发育 . 中国中西医结合儿科学，8（3）：249-252.

贾晓东，郎宁，金焕玲 . 1990. 体育锻炼对儿童青少年生长发育的影响 . 中国学校卫生，（6）：13-15.

李丹 . 2013. 青春发育时相与围青春期体格和体脂变化关系的追踪研究 .

复旦大学硕士学位论文.

李国屏，刘浩.2008.影响女性青春期启动因素的研究进展.现代预防医学，(18)：3518-3519，3522.

李红娟，季成叶.2006.遗传与环境因素对女性青春期性征发育的影响.中国学校卫生，(10)：834-835.

李丽霞.2005.正常儿童青春期性发育规律调查及分析.青岛大学硕士学位论文.

李颖，孙长颢，陈朴，等.2003.瘦素在女性青春期发育中的作用.中华预防医学杂志，(1)：17-20.

林守清.2006.生殖内分泌学（第5版）.北京：人民卫生出版社：25-26.

刘建中，张国栋，王文英，等.1985.体育锻炼对女性青春期发育的影响.学校卫生，(4)：13-16.

罗春燕，汪玲，陆茜，等.2012.青春期学生血脂水平与青春期发育关系研究.中国学校卫生，33（12）：1443-1445.

史慧静，安爱华，王萍萍，等.2002.青春期性发育对青少年吸烟行为的影响.中华流行病学杂志，(4)：28-31.

衰笠翁，彭亮.2001-05-23.关注少男少女青春期的性发育.大众卫生报，(第1版).

孙长颢，李颖，王旭，等.2004.瘦素在男性青春期发育中的作用.中华预防医学杂志，(4)：15-17.

孙敏.2009.浅谈体育锻炼对青少年生长发育的影响.科技信息，(11)：517.

孙中水.1997.体育锻炼对青少年生长发育影响的研究.安徽体育科技，(1)：69-71.

田果，包玉欣，刘言，等.2015.儿童青少年青春期发育影响因素研究进展.卫生研究，44（6）：1009-1012.

杨冬梓，石一复.2003.小儿和青春期妇科学.北京：人民卫生出版社，127-128.

杨明喆，王頔，胡俊翔，等.2015.成都市儿童青少年青春期发育及相关家庭因素分析.中国学校卫生，36（2）：226-230，235.

姚佩宽.1998.青春期的性发育及其保健.家庭教育，(12)：34-35.

张财，唐永云，燕玉敏，等.2013.山东省4030名青少年青春期发育状况分析.中国校医，27（5）：335-337.

张敏婕，徐勇 . 2011. 青春期性发育影响因素研究进展 . 中华预防医学会儿少卫生分会第九届学术交流会暨中国教育学会体育与卫生分会第一届学校卫生学术交流会暨中国健康促进与教育协会学校分会第三届学术交流会文集：3.

张悦，季成叶，白燕，等 . 2009. 青春期性发育前后儿童智力的遗传效应 . 中国心理卫生杂志，23（3）：217-219.

郑陆，阎守扶，王蕴红，等 . 2008. 运动性月经失调的病理机制过程及其特点 . 山东体育学院学报，(2)：53-56.

宗心南，李辉，程红，等 . 2014. 男性青春期体格发育和性征发育的关系研究 . 中国儿童保健杂志，22（5）：455-458.

Lien L，Dalgard F，Heverdahl S，et al. 2006. The relationship between age of menarche and mental distress in Norwegian adolescent girls and girls from different immigrant groups in Norway：results from an urban city cross-sectional survey . Social Science Medical，63（2）：285-295.

Wiemann J N，Clifton D K，Steiner R A. 1989. Pubertal changes in gonadotropin- releasing hormone and proopiomelanocort in gene expression in the brain of the male rat. Endocrinology，124（4）：1760-1767.